100세 시대, '병 없이' 살아가려면?

큰 병 막고, 건강지키는 0차 병원

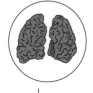
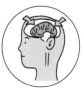

예방

PREVENTIVE MEDICINE

의학

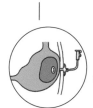
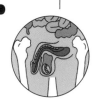

모리 유마 저 | 김동희 역

YoungJin.com Y.
영진닷컴

KOWAIKEDO OMOSHIROI YOBOUIGAKU
© Yuma Mori 2023
Originally published in Japan in 2023 by Sekaibunka Books Inc.,TOKYO.
Korean Characters translation rights arranged with Sekaibunka Holdings Inc.,TOKYO,
through TOHAN CORPORATION, TOKYO and Shinwon Agency Co., SEOUL.

ISBN 978-89-314-7566-1

독자님의 의견을 받습니다.
이 책을 구입한 독자님은 영진닷컴의 가장 중요한 비평가이자 조언가입니다. 저희 책의 장점과 문제점
이 무엇인지, 어떤 책이 출판되기를 바라는지, 책을 더욱 알차게 꾸밀 수 있는 아이디어가 있으면 팩스
나 이메일, 또는 우편으로 연락주시기 바랍니다. 의견을 주실 때에는 책 제목 및 독자님의 성함과 연락
처(전화번호나 이메일)를 꼭 남겨주시기 바랍니다. 독자님의 의견에 대해 바로 답변을 드리고, 또 독자님
의 의견을 다음 책에 충분히 반영하도록 늘 노력하겠습니다.

주 소 : (우)08507 서울특별시 금천구 가산디지털1로 128 STX-V 타워 4층 401호
이메일 : support@youngjin.com
※ 파본이나 잘못된 도서는 구입처에서 교환 및 환불해 드립니다.

STAFF
저자 모리 유마 | **역자** 김동희 | **총괄** 강상희 | **편집** 한지수, 최용준, 김서정 | **디자인** 유채민
영업 박준용, 임용수, 김도현, 이윤철 | **마케팅** 이승희, 김근주, 조민영, 김민지, 김진희, 이현아
제작 황장협 | **인쇄** 제이엠

"예방의학은 질병의 발생 원인을 규명하여
그 예방에 중점을 두고 연구하는 학문이다."

– 한국민족문화대백과사전

머리말

당신은 20년 뒤 자신의 모습을 상상할 수 있습니까?

이 질문에 확실한 이미지를 떠올릴 수 있는 사람은 매우 적을 것입니다. 이렇게 말하는 저도 그렇습니다. 누군들 20년 뒤 자신의 모습을 쉽게 상상할 수 있을까요.

하지만 의학적 측면에서, 가령 '전혀 운동하지 않는 생활을 20년 동안 계속해 온 사람은 20년 뒤 이런 병에 걸리면 결과적으로 이러이러하게 괴로운 인생을 살게 될 가능성이 높다'는 식으로 '병에 관한 미래 예측'은 어느 정도 그려볼 수 있습니다.

의사로서 응급 현장에 있을 때, 무절제하게 생활하다가 심각한 상태로 병원에 실려 오는 사람들을 수없이 봐왔습니다. 이런 분들은 올바른 의료 정보를 이해하기 쉬운 형태로 전달받지 못했고, 몰랐기 때문에 때를 놓쳤습니다. 저는 이런 상황이 안타까워서, 한 명이라도 더 많은 사람들이 후회하지 않기를 바라는 마음으로, 2020년부터 유튜브 채널과 저술 활동을 통해 '예방의학' 정보를 알리고 있습니다. 그리고 그 활동을 통해 좀 더 분명한 메시지를 갖게 되었지요.

그것은 바로, '예방하지 않으면 어떤 미래가 기다리는가?'라는 것입니다. 미래의 자신이 어떤 모습일지 모르기에, 좀처럼 무거운 엉덩이를 들지 못하는 분들이 여전히 많습니다.

하지만 우리 의사들은 알고 있습니다.

담배를 매일 한 갑씩 피우면 어떻게 되는지.

날마다 과음을 하면 어떻게 되는지.

과도한 비만 상태로 수십 년을 살면 어떻게 되는지.

간혹 '우리 할머니는 골초셨지만 100세까지 사셨으니 괜찮다. 담배를 오래 피워도 별일 없다'라고 반박하는 분들이 있습니다. 그야말로 터무니없는 이야기지요.

예방의학은 통계학에 기초를 둔 '확률론'입니다. 건강에 해로운 생활을 계속하면 여러 장기가 손상될 위험이 매우 높아집니다.

물론 미래에 아무 일도 일어나지 않으면 좋겠지만 그건 매우 드물게 운이 좋았던 것뿐입니다. 어떤 골초 할머니가 100년, 아니 200년을 살았다고 해도 예방의학이 건강수명을 늘리는 데 유용한 수단인 것은 분명한 사실입니다. 고리타분한 통계상의 수치를 들고 올 필요까지도 없습니다. 매일 폐, 간, 신장, 심장의 손상으로 응급실에 실려 오는 사람들을 보는 의료계 종사자라면 예방의 중요성을 뼈저리게 실감할 것입니다. 그래서 이 책이 나오게 되었습니다.

제1장에서는 평소 환자와 접해보지 않은 사람도 질병의 증상을 간접적으로 체험할 수 있도록 최대한 생생하게 묘사했습니다. 그리고 제2장, 제3장에서는 질병과 인체에 관한 재미있는 의학 지식을 소개하고, 각종 질병을 예방하는 방법을 알려드립니다. 지금 당장 실천할

수 있는 내용도 풍성하게 담았습니다.

이 책은 교양서이자 건강서로, 남녀노소 가리지 않고 읽을 수 있도록 어려운 전문용어는 가능한 한 줄였습니다. 훌훌 가볍게 넘기다 보면 재미있는 인체 상식, 질병의 무서움, 예방의학의 중요성을 배울 수 있을 것입니다.

사람의 장기는 24시간, 365일 쉼 없이 일하고 있습니다. 우리는 그걸 인식하지 못한 채 무심결에 몸을 더 혹사시키기도 합니다. 하지만 그 결과는 자신에게 돌아옵니다. 기나긴 삶, 망가진 장기를 지닌 채 고통스럽게 살지 않으려면. 예방의학 지식이 꼭 필요합니다.

동맥경화가 진행되면 혈관은 이전 상태로 돌아오지 않습니다. 뇌경색이나 심근경색이 오면 한 번 괴사한 뇌나 심장 부위는 원래대로 돌아오지 못합니다. 암이 진행돼 전이되면 수술을 하고 싶어도 못할 때가 많습니다. **사람의 몸은 일단 중병에 걸리고 나면 아무리 비용을 들여도 예전의 상태로 완전히 돌아올 수 없다는 것을 기억해야 합니다. 그래서 '예방의학'이 중요합니다.**

이 책에서 인체 구조를 포함해, 미래의 여러분을 지키기 위해 필요한 지식을 충분히 배워가시길 바랍니다.

그러면 이제 '병이 난 뒤 오장육부를 잃은 세계'부터 들여다봅시다.

모리 유마 森 勇磨

추천사

이 책은 세 파트로 구성되어 있다. 1장은 합병증, 2장은 질병의 기전, 3장은 예방법이다. 즉, 처음부터 결말을 보여주는 셈이다. 사소한 습관들이 어떻게 핵폭탄으로 돌아오는지 설명하기 위해, 먼저 폭탄으로 폐허가 된 도시부터 설명하는 방식이다. 혈액투석실의 적막함, 3kg짜리 산소통을 들고 다녀야 하는 삶, 인공항문을 차고 다니며 변이 흘러나올까 전전긍긍하는 모습, 문득 아침에 눈을 떴는데 당뇨 망막병증으로 눈앞에 까만 점들이 보이는 상황, 부모님의 심폐소생술 동의서를 작성하기 위해 모인 가족들까지. 이러한 장면들을 몰입감 있게 그려낸다. 아기자기하고 예쁜 그림들도 이 내용에 몰입할 수 있도록 돕는다.

첫 장을 지나면, 둘째 장에서는 흥미로운 의학 공부 시간이 펼쳐진다. 다양한 질병의 기전에 대한 이야기를 재미있는 그림과 함께 배울 수 있다. 본인이 앓는 병이 있거나 치매와 같이 평소 관심이 많은 병이 있다면 더 흥미롭게 볼 수 있을 것이다. 특히 감기로 항생제를 남발하는 의사는 돌팔이일 가능성이 크다는 직설적인 조언이 기억에 남는다.

마지막 세 번째 장에서는 다시 그 큰 재앙을 불러일으켰던 처음의 사소한 습관들로 돌아온다. 여러 예방법에 대해 마치 메신저를 보는 듯한 재미있는 대화 형식으로 설명한다. 질환별로 구성되지 않고 사소한 생활 습관별로 정리되어 있어 쉽게 읽히며 빠져들게 된다. 예를 들어 골다공증 예방을 위해 수영보다는 야외 달리기를 권고한다든지,

스탠딩 데스크를 사용해 보는 것, 교류 모임을 줄이는 것, 밥을 남기는 것, 수면 시간을 7시간으로 유지하는 것 등이 있다.

이 책은 예방의학 관련 도서이지만, 어려운 확률이나 통계보다는 실제 사례와 사소한 습관 중심으로, 그리고 재미있는 그림 위주로 그려졌다. 나는 그림이 많은 책이 훌륭한 책이라고 생각하는 사람 중 한 명이다. 백 마디 글보다 한 장의 그림이 더 많은 정보를 전달할 때가 있기 때문이다.

전반적으로 이 책은 질병별로 나열되어 있지 않고 습관별로 구성되어 있어 쉽고 재미있게 읽을 수 있다. 그림체도 귀엽고 직관적이어서 좋다. 나와 같은 내과전문의이자 유튜브 크리에이터로서, 진료와 유튜브 제작을 병행하는 것이 얼마나 힘든지 알기에, 바쁜 와중에도 시간을 내어 책을 쓰신 모리 유마 씨에게 존경심이 들지 않을 수 없다.

끝으로, '술 한 잔은 괜찮겠지' 하는 사람, 병원에 가야지 결심만 하고 바쁜 생활에 치여 자신의 혈당을 잊은 사람, 치매 부모님을 둔 사람들에게 이 책을 적극 추천한다.

김태균(내과전문의·유튜브 크리에이터 '닥터딩요')

목차

제 1 장

병이 난 뒤 오장육부를 잃은 세계

제 2 장

병이 생기는 원리_
사람의 몸에서 일어나는 일

제 **3** 장 🐾
중병을 피하는 방법

부록

증상별 신경 쓰이는 질환 체크!

증상은 하나의 예입니다.

목, 폐

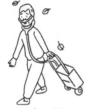

· 숨 쉬기 힘듦
· 기침이 남
· 가래가 잘 끼임

· 폐암
· 만성폐쇄성
  폐질환(COPD)

▶ P.26, 28

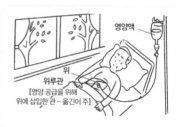

영양액

위
위루관
[영양 공급을 위해
위에 삽입한 관 – 옮긴이 주]

· 쉽게 숨이 참
· 뭔가를 삼키기 힘듦

· 흡인성폐렴
· 위루

▶ P.42

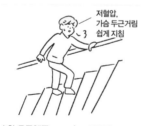

저혈압,
가슴 두근거림
쉽게 지침

· 사소한 운동에도
  숨이 참
· 몸이 잘 부음

· 심부전

▶ P.51

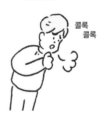

콜록
콜록

· 쉰 목소리
· 목의 이상 증상

· 인두암

▶ P.63

몸의 통증

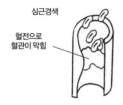

심근경색

혈전으로
혈관이 막힘

말하기 힘듦　　　현기증

· 어깨 통증	· 심근경색
· 치아 통증	
· 가슴 통증	
	▶ P.49

· 팔을 들어 올리기 힘듦	· 뇌경색
· 말하기 힘듦	
· 현기증	
	▶ P.57

아무튼 격통

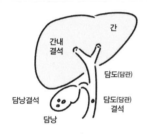

간

간내
결석

담도(담관)

담낭결석　　담도(담관)
　　　　　　결석
담낭

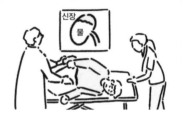

신장
물

· 격렬한 복부 통증	· 담석
· 발열, 감염증	
	▶ P.76

· 격통, 식은땀	· 요로결석
· 신장에 물이 참	
	▶ P.79

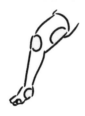

· 엄지발가락 쪽 근육,	· 통풍
무릎이나 발목,	
고관절에 격통이 있음	
	▶ P.154

13

수치 이상

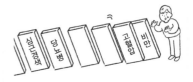

- 혈당치,
  당화혈색소(HbA1c)가 높음
- 눈에 검은 점이 있음

- 당뇨병

▶ P.37

- 체질량지수 30 이상
- 혈압 이상 수치
  (LDL/HDL 콜레스테롤)

- 생활습관병

▶ P.182

고령자가 신경 써야 할 것

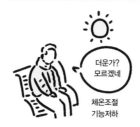

더운가?
모르겠네

체온조절
기능저하

- 자신이 뭘 하고
  있는지 모름

- 치매

▶ P.54, 84

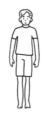 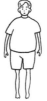 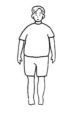

- 입원 등으로 인한
  근력저하

- 근감소증

▶ P.123, 195

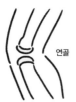

연골

- 연골이 닳아서
  걷는 것만으로 아픔

- 퇴행성관절염
  또는 골관절염

▶ P.160

여성 질환

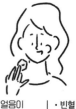

- 이유 없이 얼음이 먹고 싶어짐
- 숨이 차고 어지러움
- 탈모

| · 빈혈

▶ P.68

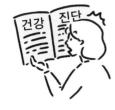

- LDL 콜레스테롤 급상승
- 홍조
- 상기(머리 쪽으로 피가 몰림)

| · 갱년기장애

▶ P.90

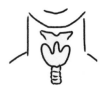

- 땀이 많이 나고 가슴이 두근거림
- 홍조, 우울감
- 탈모

| · 갑상샘 질환

▶ P.126

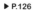

- 넘어진 것만으로 골절
- 골밀도 저하

| · 골다공증

▶ P.42

남성 질환

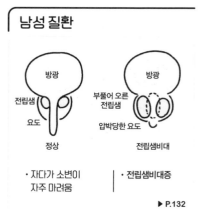

방광

전립샘

요도

정상

방광

부풀어 오른 전립샘

압박당한 요도

전립샘비대

- 자다가 소변이 자주 마려움

| · 전립샘비대증

▶ P.132

15

암 의심

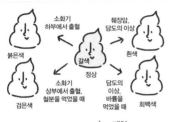

붉은색
소화기 하부에서 출혈

검은색
소화기 상부에서 출혈,
철분을 먹었을 때

갈색
정상

췌장암,
담도의 이상
흰색

담도의 이상,
바륨을 먹었을 때
회백색

· 변의 색이 이상함

· 폐암
· 대장암
· 위암

▶ P.141

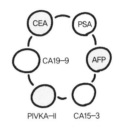

CEA   PSA

CA19-9   AFP

PIVKA-II   CA15-3

· 혈액검사 시
  종양마커의 상승

· 폐암
· 전립샘암

▶ P.149

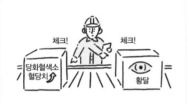

체크!   체크!

당화혈색소
혈당치
황달

· 급격한 혈당치 상승
· 눈의 흰자위나 온몸이
  누렇게 변함

· 췌장암

▶ P.146, 163

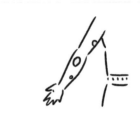

· 점이 커지고,
  손톱에 검은 선이
  나타남

· 악성흑색종

▶ P.148

수면 이상

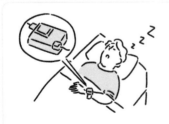

· 숙면을 취하는데도
  낮에 졸림

· 수면무호흡증

▶ P.97

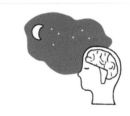

· 잠들기 어려움
· 잠에서 깨고 기분이
  우울해짐

· 우울증
· 하시모토병(갑상샘염)

▶ P.126, 223

16

뇌나 눈의 이상

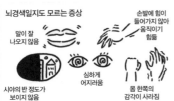

뇌경색일지도 모르는 증상

말이 잘
나오지 않음

손발에 힘이
들어가지 않아
움직이기
힘듦

시야의 반 정도가
보이지 않음

심하게
어지러움

몸 한쪽의
감각이 사라짐

· 말이 잘 나오지 않음
· 손발에 힘이 들어가지 않음
· 몸 한쪽의 감각이 없음
· 시야가 손상됨

| · 뇌경색

▶ P.149

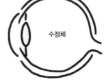

수정체

· 시야가 뿌옇게 됨 | · 백내장

▶ P.156

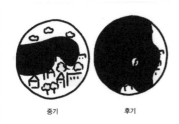

중기

후기

· 시야가 손상됨 | · 녹내장

▶ P.158

증상이 나타날 때는 진행

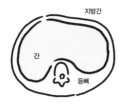

지방간

간

등뼈

· 신부전
　▶ P.22
· 당뇨병
　▶ P.37

· 지방간
　▶ P.71
· 만성간염
　▶ P.113

17

이 책에 대해

제 1 장

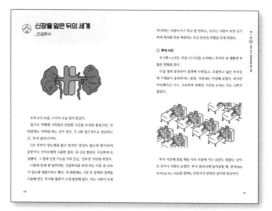

- '각 질병의 최종 단계'에서 사람은 어떤 상태가 되는가?

  열두 가지의 병이 진행되는 과정을, 병에 걸린 사람의 시선으로 소개합니다.

  제1장에 등장하는 인물의 모습은 20년 뒤 당신의 모습일지도 모릅니다.

제 2 장

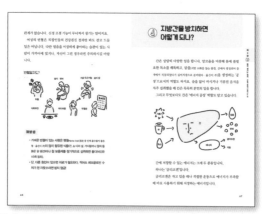

- 제1장에 등장했던 인물들의 몸속에는 무슨 일이 일어났던 걸까?

  누구라도 바로 실행할 수 있는 예방법에 대해

  이 장에서는 '병이 생기는 원리'에 대해 알아봅니다.

  우리가 어떤 행동을 하면 몸속에서 무슨 일이 일어나고, 어떤 식으로 중병을 앓게 되는지 알려드립니다.

  인체 구조를 꼼꼼히 들여다보며, 인체라는 '소우주'에 관한 의학 지식을 하나하나 이해시켜 드립니다.

  또 각종 질병을 예방하기 위해 매일 실천할 수 있는 '예방법'도 전수해 드립니다.

제 3 장

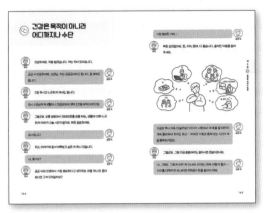

• 의사와의 대화를 통해 생활 재점검하기

마지막 장에서는 조금 방식을 바꿔, 대화 형식으로 여러분의 생활을 재점검할 수 있게 돕습니다.
인생 궤도를 어떻게 수정하면 중병을 피하고, 건강수명을 늘릴 수 있는지 알려드립니다.

부 록

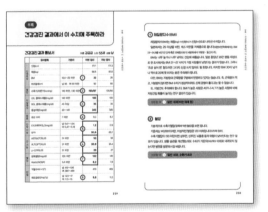

• 건강검진 결과에서 이 수치에 주목하라

검사 결과에서 놓치지 말아야 할 수치를 콕 집어서 해설합니다.

• 병명별/증상별 색인

병명, 혹은 신경 쓰이는 증상을 찾아볼 수 있습니다.

우선 '중병의 말로'를 소개합니다.

사지 멀쩡하게 생활하는 사람이라면 알기 힘든 일이겠지요. 하지만 지금도 누군가에게는 일어나고 있는 실화입니다. 남의 일이 아니라 내일, 당신의 몸에 일어난다고 해도 이상하지 않습니다. 그러니 병에 걸린 뒤의 '실상'을 꼭 알아주시길 바랍니다. 부디 한 명이라도 더 많은 사람이 '침묵하는 내장 기관'의 소리에 귀를 기울이면 좋겠습니다.

제 **1** 장

병이 난 뒤
오장육부를
잃은 세계

신장을 잃은 뒤의 세계
_인공투석

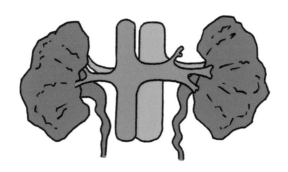

오후 6시 45분, 드디어 오늘 일이 끝났다.

집으로 직행해 가족들과 단란한 시간을 보내면 좋겠지만, 안타깝게도 가야만 하는 곳이 있다. 주 3회 정기적으로 방문하는 곳, '투석 클리닉'이다.

5년 전부터 당뇨병을 앓고 있지만 '증상도 없는데 뭘'이라며 운동이나 식이요법에 소홀한 결과, 내 신장 혈관은 극심하게 손상됐다. 그리고 신장 기능을 거의 상실해 '신부전' 진단을 받았다.

나중에 알게 된 일이지만, 인공투석을 하게 되는 이유 중 40%가 당뇨병 때문이라고 했다. 내 왼팔에는 5년 전 동맥과 정맥을 수술해 만든 '투석용 혈관'이 크게 발달해 있다. 아는 사람이 보면

'투석하는 사람이구나'라며 알 만하고, 모르는 사람이 보면 신기하게 쳐다볼 만큼 예전과는 조금 달라진 외형을 갖게 되었다.

⟩ 투석 시간

주 3회×4시간, 주당 12시간을 소비하는 투석은 내 생활에 적잖은 영향을 준다.

수십 명의 중장년이 침대에 누워있고, 조용하고 넓은 투석실에 기계음이 울려퍼지는 광경. 처음에는 이상해 보였다. 하지만 익숙해지고 나니, 고요하게 정해진 시간을 보내는 것도 나쁘지 않았다.

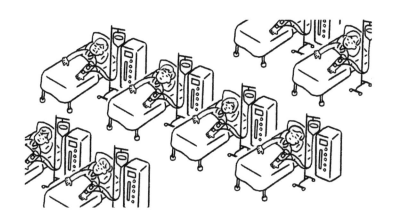

투석 시간에 읽을 책을 사러 서점에 가는 습관도 생겼다. 낯익은 친구나 직원도 늘었다. 투석 클리닉에 들어갔을 때, 천자[혈관에 바늘을 꽂는 작업]를 잘하는 간호사가 근무인 날이면 안심이 됐다.

⑦ 가볍게 넘긴 결과

칼륨이 많이 함유된 식사는 신장에 부담이 돼 먹지 못한다. 그래서 아내가 매일 특별 메뉴를 챙겨준다. 덕분에 식사에도 큰 어려움은 없다. 전처럼 좋아하는 것을 마음껏 먹지는 못하지만 말이다.

신장은 이상 증상이 나타날 무렵에는 이미 병세가 상당히 진행되어 버리는, '배려 없는 장기'다. '조금만 빨리 신호를 보내주지…' 하고 원망스러운 기분도 들지만, 건강검진 결과나 당뇨 수치를 보고도 못 본 체한 내게, 신장을 탓할 자격은 없을지도 모른다.

당시는 신종 코로나 감염이 확산되던 시기였고, 재택근무가

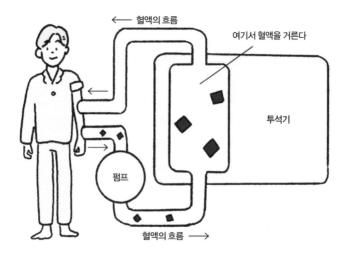

혈액의 흐름 ←

여기서 혈액을 거른다

투석기

펌프

혈액의 흐름 →

도입돼 걷는 양이 줄어든 것도 악영향을 미쳤다. 코로나에 감염이 되지는 않았지만 '나도 엄연한 코로나 피해자다!'라고 호소하고 싶기도 하다. 그래봐야 누가 들어줄까 싶지만.

당뇨병성신증(당뇨병성 신장질환)

당뇨병으로 인한 '당뇨병성신증'이 투석의 원인 중 40%를 차지한다. 그 밖에도 고혈압으로 생기는 '신경화증'도 있고, 요산 수치가 높으면 '통풍'에 의해 신장 기능이 떨어지기도 한다. 요약하면, '신장을 지키는 행위≒생활습관병 예방 행위'.

[생활습관병=성인병: 생활 습관 요인이 복합적으로 영향을 미쳐 생기는 다양한 질병을 가리키는 말. 당뇨, 고혈압, 고지혈증, 비만 등을 통칭함 - 옮긴이 주]

참조

• 당뇨병 ⇒ P.37 • 요산 수치 ⇒ P.153
• 고혈압 ⇒ P.125 • 크레아틴 ⇒ 부록 P.236

폐가 딱딱해진 뒤의 세계
_만성폐쇄성폐질환(COPD)

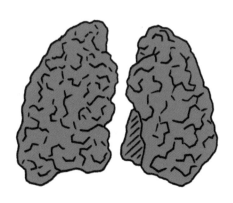

나는 올해 10월이면 만 65세가 된다. 이른바 노인이 되는 것이다.

젊을 때부터 흡연한 결과, 내 폐는 정상적인 호흡 기능을 잃었고 이제 산소발생기 없이는 살 수 없는 지경이 되었다.

의사가 CT를 보여주었다. 본디 벌집처럼 촘촘히 작은 방이 있는 것 같은 폐에 칸막이가 사라져 넓은 공간이 생겼고, 일부는 텅 비었다. 이렇게 되면 폐로 환기할 수 있는 공기의 양이 줄어든다. 환기할 수 있는 양이 줄어들면 몸에 필요한 산소를 받아들이지 못하고 호흡이 어려워진다. 그래서 현재는 비강 캐뉼라[콧구멍을 통해 산소를 공급하는 튜브 – 옮긴이 주]를 통해 폐로 산소통의 산소가 흘러들어 온다. 산소가 흐르면 증상은 어느 정도 완화된다. 처음에는 귀찮았지만 곧 익숙해졌다. 지금은 캐리어에 산소통을 싣고 우리 집 정원을 돌아다니는 게 일과다. 가끔은 멀리 나가고 싶기도 하다. 하지만 3kg의 산소통을 끌고 다니며 이동하는 건 좀 힘에 부친다.

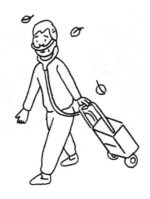

⊙ 예전에는 언제 어디서나 담배를 피울 수 있었다

사회인으로서 내가 인생의 전성기를 누릴 때, 일본은 한창 경기가 좋았다. 그때는 회의실에서도, 레스토랑에서도, 전철에서도 담배를 피울 수 있었다. 온종일 담배를 피우며 밤늦게까지 일을 하다 보니 날마다 담배 두 갑씩을 피웠다. 진찰실에서 담배를 피우면서 청진기를 대는 의사가 있던 시절이다. 흡연하는 것이 당연한 사회였고, 오히려 맹렬히 담배를 소비하며 시대를 살아나가는 것이 미덕으로 여겨지기조차 했다.

찬란한 시절을 경험할 수 있었던 내 인생에 후회는 없다. 다만, 그 대가로 3kg의 산소통을 달고 살아야 하는 노후가 있을 줄은 꿈에도 몰랐지만 말이다.

젊었을 때는 기침이 좀 나거나 가래가 끓는 정도여서 크게 신경 쓰지 않았지만, 나이를 먹으니 호흡조차 힘든 상태가 되었다. 얼마 전 엑스레이 촬영을 했더니 큰 병원에 가서 정밀 검진을 받으라고 했다. 검진 결과 오른쪽 폐에서 3cm 크기의 폐암이 발견됐다. 이제는 전이도 되어서 암을 모두 제거하기는 어렵다고 했다. 앞으로는 방사선을 이용한 치료를 할 예정이다. 이것도 전성기를 즐긴 대가일까?

나중에 알게 된 이야기지만, 예전에도 골초를 위한 폐암 검진이 있었다고 한다. 방사선량이 적은 CT로 폐종양 유무를 확인하는 검사라고. 아내도 나도 들어본 적 없는데, 아들은 알고 있었다.

다시 생각해 봐도 내 인생에 후회는 없다. 다만, '내 몸에 더 관심을 갖고 공부해서 자신을 돌아보는 시간을 만들었다면 더욱 좋지 않았을까' 하는 생각은 든다.

폐암

당연히 담배가 큰 위험 요소다. 골초인 사람은 저선량CT[방사선량이 낮은 컴퓨터단층촬영 - 옮긴이 주]검진을 받아보는 게 좋다. 의욕이 생기면 우선 '금연 클리닉'부터.

참조

• 암이 되는 이유 ⇒ P.114 • 저선량CT ⇒ P.22

위를 절제한 세계

_위암, 덤핑증후군

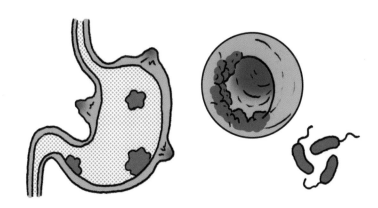

3년 전 정기검진 때 받은 위장 내시경검사에서 위암이 조기 발견됐다.

수술을 받을 수 있어서 다행이었다. 위암은 원격전이[다른 장기로 전이되는 것]가 일어나면 수술조차 받지 못하게 되는데, 나는 정기검진을 통해 목숨을 구할 수 있었다.

'위를 절제한다'는 것은 위의 기능을 잃는다는 뜻이다. 음식물의 소화 공정에서 '위'라는 주력 선수를 잃으면, 우리 몸은 어떻게 될까?

우선, 위를 절제하면 말 그대로 위가 작아진다. 예전에 비해 먹는 양이 줄어드니 소식을 할 수밖에 없다. 또, 식도와 위를 연결하는 분문(하부식도괄약근)이라고 불리는 부분도 잃는다. 분문은 위의 내용물이 식도로 역류하는 것을 막아주는 마개 같은 역할을 한다. 분문이 없으니 음식물이 역류하기 쉬워 때때로 속쓰림을 느낀다.

⊙ 덤핑증후군

혹시 '덤핑증후군'이란 말을 알고 있으신지.

나는 수술 직후 이 덤핑증후군을 심하게 않았다.

위에서는 위산이 음식물을 살균하고, 십이지장에서는 대량의 소화효소를 낸다. 그 뒤 소화가 잘되는 '죽' 상태로 조금씩 장으로 넘어간다.

그런데 위가 없어지면 음식물은 이러한 과정을 건너뛰고 단숨에 소장으로 흘러든다. 이 영향으로 구역질이 나거나 복통, 설사와 같은 증상이 나타난다. 또 조절 역할을 하는 위가 한 번 걸러주는 과정을 거치지 못하니 당분이 장에서 급속히 흡수돼 일시적인 '고혈당' 상태가 된다. 혈액은 원래 원만하게 몸을 순환해야 한다. 하지만 혈당이 높아지면 마치 혈액에 추를 매단 것처럼 되어 몸에 안 좋은 영향을 미친다.

그래서 '인슐린'이라는 혈당을 낮추는 호르몬이 긴급하게 분비된다. 이 인슐린이 분비되는 과정은 미세조절이 어렵다. 체중이 많이 나가는 사람이 시소 한쪽에 앉자마자 시소가 기울어지는 것처럼, 단번에 인슐린이 방출되면 혈당치는 즉시 내려가 '저혈

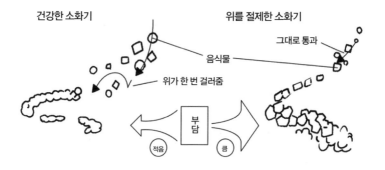

건강한 소화기　위를 절제한 소화기

그대로 통과

음식물

위가 한 번 걸러줌

부담

적음　큼

당'이 된다. 그리고 저혈당은 떨림, 많은 땀, 어지러움 등의 증상을 일으킨다. 이것이 덤핑증후군이다.

'덤핑'이라는 말은 덤프트럭이 대량의 토사를 단번에 쏟아내는 것을 말한다. 덤프트럭이 쏟아내는 토사처럼, 인간의 몸 밖에서 식도를 통해 단번에 투하되는 음식을, 준비되지 않은 소장이 만족스럽게 대응하기란 어렵다. 그렇기에 위가 이것을 조절해 주지 못한다면, 사람이 자신의 의지로 조절해야만 한다.

⟩ 천천히, 조금씩

소장의 상황을 생각한다면, 지금까지처럼 라면이나 제육 덮밥을 마음껏 먹을 수 없다. 천천히 씹고, 스스로 조절해서 음식물을 조심스럽게 조금씩 장으로 내려보내야 한다. 때에 따라서는 1일 3식이 아니라 식사 횟수를 더 늘려서 장이 한꺼번에 많은 양을 처리하지 않도록 하기도 한다.

제
1
장

병이 난 뒤 오장육부를 잃은 세계

31

덤핑증후군에 의해 저혈당 증상이 일어나면 사탕을 먹는 등의 방법으로 당분을 섭취하고, 혈당 시소를 최대한 균형 잡힌 상태로 유지해 주어야 한다.

수술 직후에는 덤핑 증상에 당황했다. 조절에 실패해 저혈당 증상이 일어나거나, 구역질이 올라오기도 했다. 하지만 3년이 지나자 이런 상황에도 익숙해졌고, 점점 증상을 일으키지 않는 범위로 식사하게 되었다.

다만 홀로 있을 때 문득 생각한다.

나는 왜 암에 걸린 것일까?

어떤 행동이 위암의 위험을 높였을까?

3년 전, 혹은 그 이전에 뭔가 해야만 했던 게 있지 않았을까?

하고 말이다.

위의 내인자

위 점막에서는 비타민 B12의 흡수를 돕는 '내인자'라는 물질을 분비한다. 위암으로 위를 절제하면 '내인자'의 수가 적어진다.

비타민 B12

비타민 B12가 잘 흡수되지 않으면 빈혈이 생긴다. 숨이 차거나 현기증이 나타날 수도 있다. 위는 음식 소화 외에도 여러 가지 일을 한다.

참조

- 위암, 파일로리균 ⇒ P.110 · 피부(암의 신호) ⇒ P.146
- 위내시경 ⇒ P.181 · 바륨 ⇒ P.142, P.181

인공항문을 단 세계

_대장암

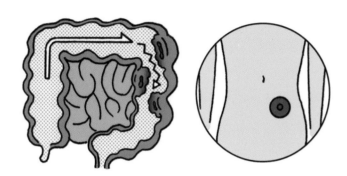

'오스트메이트'라는 말을 들어본 적 있으신지.

오스트메이트는 인공항문이나 인공방광 수술을 하고 생활하는 사람으로, 나는 53세에 대장암 수술을 받아 인공항문을 달게 되었다.

밖에서 보면 전혀 모르겠지만, 내 옷 속에는 배꼽 왼쪽 아래로 장이 드러나 있다. 피부에서 톡 얼굴을 드러낸 모습이 마치 매실장아찌처럼 보이기도 한다.

이 매실장아찌를 '스토마'라고 부르고, 이 주위에 피부 보호판 (장루판)을 부착하고, 여기에 주머니(파우치)를 연결해 변을 배출한다. 아니, 정확히는 '배출된다'고 해야 할까.

왜냐하면 이 스토마와의 생활이 시작된 이래, 변의[대소변이 마려운 느낌 – 옮긴이 주]라는 게 없어졌기 때문이다. 항문에 변이 도달하기 전에 이 스토마를 통해 변이 몸 밖으로, 문자 그대로 '흘러나오기' 때문이다.

수술 직후에는 이 위화감 때문에 매우 당황했다.

변이 주머니에 쌓이면 오스트메이트용 다목적 화장실에서 변을 씻어내야 한다. 처음에는 이런 화장실을 찾는 데도 고생이 많았다. 또 배변을 스스로 조절할 수 없기에, 장이 멋대로 변을 주머니 안으로 흘려보내는 일도 종종 발생했다. 그래서 주위에 변냄새가 나지 않는지, 변이 흐르는 소리가 들리지 않는지 신경이 쓰일 수밖에 없었다.

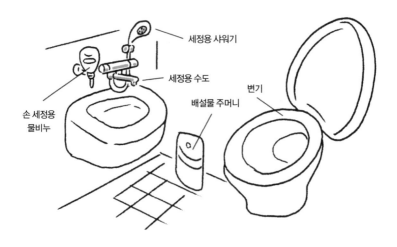

세정용 샤워기

세정용 수도

변기

손 세정용 물비누

배설물 주머니

⟩ 스토마 생활

이젠 사용법도 익숙해졌고, 예전의 삶과 그다지 달라지지 않았다고 할 수도 있다. 주머니를 부착하는 피부 보호판을 교환할 때 다소 귀찮고 가끔 가렵지만 말이다.

생활할 때 특별히 곤란한 점은 없다. 전과 마찬가지로 일도 할 수 있다. 예전에 입던 옷을 입고, 식사도 문제없다. 조깅도 변함없이 할 수 있다(여성은 원피스를 입지 못하게 되는 등의 어려움은 있는 것 같지만).

특별히 변 냄새가 나지도 않는다.

취미인 골프도 꾸준히 나갈 만큼 건강한 생활을 하고 있어서 스스로 말하지 않으면 인공항문을 달고 있는지 아무도 모를 것이다.

참고로 골프를 마친 뒤 사우나를 할 때는, 화장실에서 주머니를 작게 접고 허리에 수건을 두르고 나와 샤워를 한다.

배설물이 새는 일은 없지만, 가끔씩 보고 놀라는 사람도 있다. 오스트메이트에 대한 세간의 인지가 높은 것은 아니다. 그래서

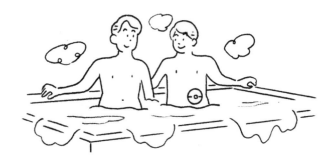

가급적 숨기려 한다.

⟩ 지자체의 암 검진을 통해 알게 되었다

나는 운이 좋았다. 우연히 지자체에서 홍보하는 건강검진 전단지를 보고, 암 검진을 받았다. 평소에는 관심도 없었지만, 어쩐지 받아봐야겠다는 마음이 들었다. 결과는 양성. 그때부터 허둥지둥 대장내시경으로 정밀검사를 받고, 결국 대장암 선고를 받았다.

나는 대장 중에서도 가장 끝부분인 '직장'이라는 곳에 암이 생겼다. 이런 경우 항문에 가까운 위치라, 항문을 보존할 수 없었다. 처음에는 당연히 충격을 받았지만, 지금은 어느 정도 평범하게 살고 있다. 그때 그 전단지를 봐서 천만다행이라 생각하며 말이다.

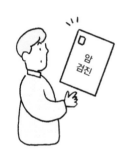

분변잠혈검사

대장암은 흔하게 발생하는 암[국립암센터 2021년 통계에 따르면 국내 암발생 순위는 가장 많이 발생하는 암부터 차례로 나열할 때 갑상샘암, 대장암, 폐암, 위암, 유방암, 전립샘암, 간암 순임 – 옮긴이 주]으로, 대장암 발병 여부를 확인하는 데는 '대변잠혈검사'가 유효하다. 일본에서는 대변잠혈검사를 통해 사망률이 20% 낮아졌다는 데이터도 있다. 미국 예방의학 전문위원회에서도 강력 권장한다는 의미인 그레이드 A 검사로 꼽았다. 일본인의 수진율[검진을 받은 비율]은 40% 정도인데, 50세가 넘으면 매년 받는 게 좋다.

참조
- 배설물이 보여주는 위험신호 ⇒ P.141   • 빈혈 ⇒ P.70
- 혈변 ⇒ P.104   • 분변 잠혈 ⇒ P.174

오랫동안 건강을
돌보지 않은 세계_당뇨병

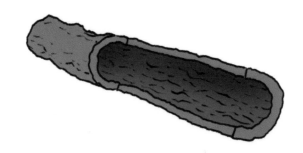

"당신은 당뇨병입니다."

이 병을 선고를 처음 받았을 때 나는 특별히 충격을 받지도 않았고 놀라지도 않았다. '아, 그렇구나.' 정도의 인식밖에 없었던 기억이 지금도 생생하다.

자각증상도 전혀 없었고 일상생활에 아무 지장도 없었다. 당뇨병은 오줌에 당분의 양이 늘어날 뿐, 생활에 그다지 영향이 없는 병이라고 생각했다.

나는 영업 사원이다. 세간의 이미지대로 생활 리듬이 불규칙하고, 늘어나는 술자리도 피할 수 없고, 돌발적인 상황에 대응도

해야 한다. 당연히 생활습관병(성인병)을 앓는 사람의 수도 많다. 게다가 영업 성적이 좋은 사람은 대체로 건강검진에서 당수치가 높다는 지적을 받고, 혈당치가 높으면 일을 열심히 했다는 증거로도 생각한다.

당화혈색소(HbA1c)라는 말도 처음 들어봤고, 수치가 7이다 8이다 해도 전혀 감이 오지 않았다. 진단을 받은 뒤에는 일단 산업의[일본 노동안전위생법에 따라 사업장에서 노동자의 건강관리를 돕는 의사 - 옮긴이 주]가 시키는 대로 병원에 다녔지만 약을 먹으면 충분하겠지 싶어 특별히 생활 습관도 바꾸지 않았다.

그리고 치료를 받으러 다닌 지 9개월이 되었을 때 검진을 받았더니, '채혈 결과가 나쁘기 때문에 먹는 약만으로는 혈당치를 조절할 수 없다. 인슐린 주사를 배에 맞아야 한다'는 이야기를 들었다. 타격을 좀 받았다. 다만 '타격'이라고는 해도, 귀찮다거나 아

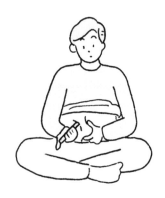

픈 게 싫다는 생각이 더 강했다. 지금은 익숙해졌고, 바늘이 가늘어서 통증은 없지만 처음에는 무척 힘들었다. 공포심 때문에 스스로 주사를 놓지 못하는 경우도 여러 번 있었다.

'인슐린 자가 주사'라는 비일상적 변화가 생기니, 아무래도 전보다는 당뇨병을 더 의식하게 되었다.

서점에 가면 당뇨병에 대한 책이 먼저 눈에 들어왔고, 채혈 결과 추이가 신경 쓰였다. 하지만 내 인생에서 일보다 중요한 것은 없었기에, 변함없이 나는 접대 삼매경의 나날을 보냈다.

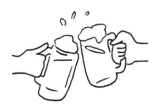

⟩ 합병증으로 실명, 발 절단

마침내 그날이 왔다.

아침에 눈을 뜨니 갑자기 전날까지 없던 시커먼 점들이 시야에 퍼져있었다. 한쪽 눈씩 번갈아 감아보니 아무래도 오른쪽 눈에 이상이 생긴 것 같았다.

이건 뭔가 있다 싶어 즉시 안과 예약을 하고 진찰을 받았다. 검사 결과, 당뇨합병증으로 인한 '안저출혈[망막이나 그 주위에 일어나는 출혈]'이었다. 최악의 경우 실명 가능성도 있다는 말을 듣고 곧장 레이저치료를 받았다.

나중에 알게 된 사실이지만, 당뇨병은 혈관을 손상시키는 병이고, 눈 혈관을 손상시켜 시력이 저하되는 '당뇨병성망막병증'

은 대표적인 합병증이라고 했다.

안과에서는 정기적으로 병원에 다니며 당뇨병을 관리하라고 신물이 나도록 이야기했지만 반쯤 흘려들었다. 바쁜 나머지 검사를 건너뛰었다. 그리고 실명의 위기에 처해서야 비로소 생활습관을 고치기로 마음먹었다.

실명을 하면 지금처럼 일할 수 없다.

나는 회사에 사정을 말하고, 접대는 최소한으로, 담배도 끊었다. 지금은 채소 위주의 식사를 하고 주 3회 조깅도 한다.

인간은 절박함을 느끼면 뭐든 할 수 있다.

다행히 레이저치료가 효과 있어서 현재는 시력이 조금 떨어진 정도에 그쳤다. 일에 지장은 없고, 당화혈색소 6대 초반을 유지

균형 잡힌 식사, 적절한 운동, 충분한 수면

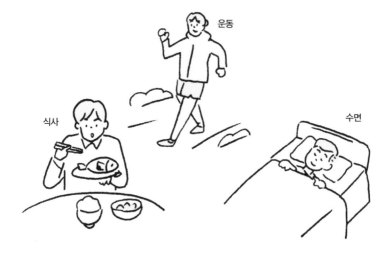

하고 있다[포도당에 의해 당화된 혈색소를 수치화한 것. 정상범위는 4~6. 6.5 이상이면 당뇨 - 옮긴이 주].

나는 당뇨합병증 환자 중에서는 나은 편이다. 어떤 사람은 다리 감각이 없어지고, 눈치채지 못한 작은 상처가 곪아 다리를 절단하기도 하며, 인공투석이 필요한 사람도 적지 않은 것 같으니 말이다.

어찌 됐든, 이제는 후회해도 소용이 없다. 오랜 기간 건강을 챙기지 않았고, 당뇨로 인한 혈관 손상이 축적되어 예전으로 되돌릴 수 없다. 이제 합병증이 일어나지 않기를 바랄 뿐이다.

처음 당뇨병 선고를 받았을 때 나는 젊었다. 머리가 일로 가득했으며, 병에 대한 위기감이 없었고, 알려고 하지도 않았다. 증상이 나타나 곤란해진 다음에 챙기는 건 이미 늦다. 모처럼 받은 건강검진 효과를 헛되이 날려버린 걸 지금은 깊이 반성한다.

앞으로는 회사 후배들에게 영업 노하우뿐 아니라, 컨디션 관리의 중요성을 확실히 전할 생각이다.

당화혈색소(HbA1c)

1~2개월간의 혈당치 평균. 당뇨에는 다양한 합병증이 있으며 모두 치명적이다.

참조

• 투석 ⇒ P.22 • 췌장암 ⇒ P.163
• 지방간 ⇒ P.71 • 웨이트트레이닝 ⇒ P.195
• 건강에 해로운 모임 ⇒ P.200 • 당화혈색소 ⇒ P.237

밥을 먹을 수 없게 된 세계

_위루술, 인생회의

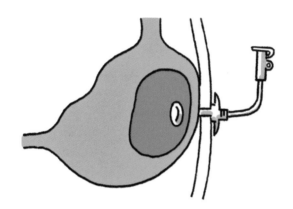

아버지는 결국 밥을 드실 수 없게 되었다.

5년 전 치매 진단을 받으신 뒤, 서서히 일상에서 할 수 있는 일이 하나씩 줄더니 급기야 식사마저 하실 수 없게 되었다. 최근에는 식사를 해도 사레들려 폐렴으로 입원하는 일이 잦아졌다.

치매가 생기면 음식물을 삼키는 기능이 떨어져 자주 사레들리게 되고 그것이 흡인성폐렴[음식물이 기도를 통해 폐에 들어가 염증을 일으킴]으로 이어질 가능성이 높아진다.

두 번째 흡인성폐렴으로 입원하게 되었을 때, 의사가 "다음에 또 폐렴에 걸리면 위루를 검토합시다"라고 했다.

살면서 '위루'라는 말 자체를 들은 적이 없어서 뜻을 검색해 보았다. 위루는, 배의 피부와 위에 구멍을 뚫어 튜브를 연결하고 거기에 영양을 주입하는 방식이다. 내용만 들으면 복잡하고 힘들어 보이지만, 몸에 부담이나 부작용도 적은 듯하다.

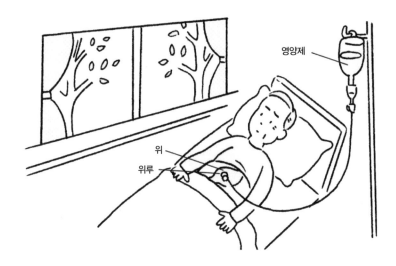

영양제

위
위루

'이제 거기까지 고려할 때가 되었나…'라고 생각할 때, 갑자기 아버지가 식사를 들지 않게 되었다. 의사에게 검사를 받았더니 달리 치료가 필요한 곳은 없고, "말하자면, 노화네요"라고 말했다. 당연히 먹지 못하는 채로 두면 사망한다. 선택지는 링거를 연결해 두는 것과 코에 튜브를 넣어 영양을 공급하는 것, 그리고 앞서 이야기한 위루다. 급하게 선택해야 되는 상황이어서 당사자인 아버지를 제외하고 가족회의를 열었다.

⊙ 본인 부재의 '인생회의'

"아버지는 본래 병원을 싫어하셨으니까, 코에 튜브를 끼는 것도 싫어하실 것 같아. 그러니 지금 이대로 지내게 해드리는 게 어떨까?"

"하지만 이대로 두면 돌아가셔. 코에 튜브를 꽂고 있으면 아버지도 힘들고 우리가 보는 것도 마음이 편치 않을 테니, '위'로 영양을 공급받도록 하는 게 어떨까?"

가족들도 의견이 분분했다. 하지만 누구도 치매가 생기기 전 아버지에게, 음식을 들지 못하게 되면 어떻게 하고 싶으신지 물어본 사람은 없었다.

가족들의 의지로 아버지의 명을 끊는 선택을 할 용기는 없었고, 결국 아버지는 '위'로 영양을 공급받게 되었다.

그리고 위루 수술을 한 지 2년 만에, 아버지는 조용히 숨을 거두셨다.

위루 후에도 치매는 진행되었고, 가족도 인식하지 못하는 수준이 되었지만, 그 2년이 가족에게는 의미 있는 시간이었다. 서서히 쇠약해지는 아버지를 보면서 죽음을 받아들일 수 있었다. 고통스러워하는 모습이 보이지 않았던 것도 다행이었다.

하지만 아버지에게 좋은 선택이었는지는 모르겠다. 혹시 아버지에게 치매가 생기기 전에, 당신의 삶에 대해 이야기를 나눌 시간이 있었다면 어떤 선택을 하셨을까? 생각도 하게 된다.

아버지가 '위루 같은 것은 하고 싶지 않다. 자연스럽게 가면 좋겠다'라는 의지를 보이셨다면 지난 2년의 시간은 또 달라졌을 것이다.

한 가지 말할 수 있는 것은, 죽음은 내게 그다지 현실감이 없었다는 점이다. 밥을 먹을 수 없게 되면 어떻게 할 것인가, 심장이 멈췄을 때 심장마사지를 할 것인가 말 것인가…. 가족들과 모여 이런 이야기를 나눈다는 선택지 자체가 머리에 떠오르지 않았다.

내가 아버지의 나이가 되었을 때, 아이들은 나를 위해 그런 자리를 만들어 줄까? 그러지 않을 때는 나 스스로 내 의지를 전할 용기가 있을까?

'인생회의'

목숨과 관련된 사건은 나이가 들수록 일어날 가능성이 커진다. 자신의 희망 사항과 가치관을 전달해 두는 것은 '무슨 일'이 생겼을 때 최선의 선택을 하기 위해 필요한 과정이다. 그러니 기회가 있을 때 가족과 함께 '인생회의'를 해두도록 하자[대다수의 사람들은 생명이 위태로워졌을 때 앞으로의 의료나 돌봄에 대해 스스로 의사를 표시할 수 없는 상태가 된다. 일본에서는 이에 대비해 가족이나 담당 의사와 상담하고, 본인이 희망하는 의료 처치 내용을 공유하도록 권장한다. 이것을 '인생회의'라고 부른다. 우리나라에는 '연명의료결정제도'가 있다 – 옮긴이 주].

참조

• 치매 ⇒ P.54   • 근감소증 ⇒ P.123

제 1 장 병이 난 뒤 오장육부를 잃은 세계

나이가 들어 넘어져 골절된 세계_골다공증·대퇴골 골절

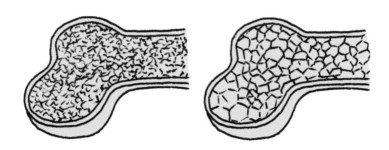

유난히 추웠던 12월의 어느 날, 어머니가 구급차에 실려 가셨다.

집 계단에서 발을 헛디뎌 서너 계단을 굴러떨어진 끝에, 움직이지 못하게 되셨다.

본가는 지은 지 60년 된 목조 집으로, 계단도 상당히 가팔라서 오르내릴 때 삐걱거리는 소리가 난다. 고령의 어머니에게 다소 위험하다고 생각했지만 나이에 비해 매우 건강하신 편이라, 크게 신경 쓰지 않았다.

어머니는 내게 간신히 전화를 거셨고, 달려와 보니 떨어진 그

자리에 꼼짝도 못 하고 계셨다.

도저히 우리의 힘으로는 병원에 갈 수 없어서 허둥지둥 급하게 구급차를 불렀다. 이송 후 병원에서 엑스레이 촬영을 하고 의사 소견을 들었다. '대퇴골'이라는 허벅지 부분의 큰 뼈가 고관절 뿌리부터 부러져 인공 금속 구체(인공 골두)를 골반과의 연결 부위에 끼워 넣는 수술이 필요하다고 했다.

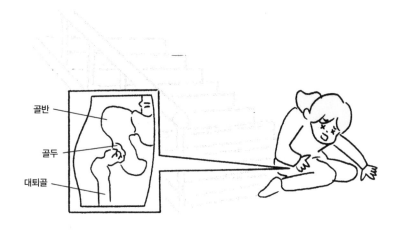

수술 날짜가 잡혔다.

뜻밖의 상황에 나는 정신을 차릴 수 없었다. 그간 어머니는 아픈 곳 하나 없이 매일 산책과 체조가 일과인 활동적인 분이셨다. 나이보다 젊어 보인다는 이야기를 들으며, 구급차는 물론 병원 신세를 지는 일조차 거의 없던, 66세의 '쾌활한 노인'이었다. 설마 단 한 번 넘어진 게 그렇게 큰일이 된다고는 생각지 못했다.

⟩ 뼈의 노화는 눈에 보이지 않는다

수술은 무사히 성공했다. 한 달 반 입원 후에 퇴원했지만, 다리 통증이 길어져 재활이 뜻대로 되지 않아 결국 휠체어를 쓰게되었다. 안타깝게도 집에 걸어 돌아오실 수 없었다.

퇴원 후에도 어머니는 변함없이 다부지고 쾌활하게 행동하시지만 예전처럼 자유롭게 산책하지는 못하신다. 때때로 휠체어를움직여 창문 근처로 가, 창밖을 바라보며 쓸쓸한 표정을 짓고 계신다.

알고 보니 어머니의 골밀도[뼈의 밀도. 뼈의 튼튼함을 나타내는 지표]는 현저히 떨어져 있었고, 골다공증 상태였다. 나이보다 젊어 보여도 결국 세월의 힘은 이기지 못한 것일까.

골다공증 검진

노인은 단 한 번의 골절로 걸을 수 없게 돼 '건강수명'을 잃기도 한다. 여성은 호르몬의 영향으로 골밀도가 떨어지기 쉽기 때문에 65세 이상, 남성은 70세 이상부터 골다공증 검진을 받는 게 좋다.

참조

• 갱년기장애 ⇒ P.91   • 골다공증 ⇒ P.90
• 비건, 채식주의 ⇒ P.117   • 뼈에 대한 자극 ⇒ P.205

심장 기능이 떨어진 세계
_심근경색, 심부전

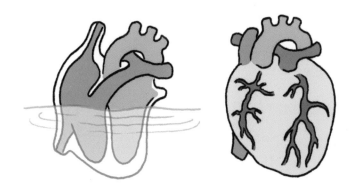

몹시 추운 겨울날 이른 아침, 오토바이를 타고 도로를 달리다가 갑자기 어깨와 치아에 통증을 느꼈다.

처음에는 무슨 일이 일어나는지 몰랐고, 어깨와 이가 아픈 게 무엇 때문인지 그 순간에는 상상도 못 하고 아픔을 참으며 집으로 돌아왔다. 가만히 있으니 조금 진정되는 것 같아서 진통제를 먹었다. 어깨가 결린 것이라고 생각했다. 하지만 좀처럼 통증이 가라앉지 않았다. 토목 일을 하고 있었는데 그 상태로는 일을 할 수가 없을 것 같아서 일단 쉬고, 서둘러 근처 정형외과로 갔다.

30분가량 기다리는 중에도 통증은 계속되었다. 드디어 차례가 돌아와 증상을 전하니 의사가 묘한 얼굴로 심전도 기계를 드르륵 끌고 왔다. '아니 어깨가 아픈데…'라고 생각하면서도 시키는 대로 침대에 누워 심전도검사를 했다. 잠시 후 기계에서 인쇄되어 나온 검사지를 보던 의사는 심각한 얼굴로 나에게 이런 말을 했다. "심근경색이 의심되니 바로 구급차를 부르겠습니다."

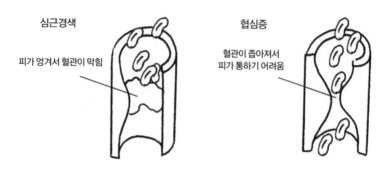

심근경색

피가 엉겨서 혈관이 막힘

협심증

혈관이 좁아져서
피가 통하기 어려움

이때부터는 제정신이 아니어서 기억이 흐릿하지만, 아마도 구급차로 가까운 대형 병원 응급실로 옮겨졌던 것 같다. 간호사와 젊은 의사는 크게 당황하며 뭐라 하는지 알 수 없는 말을 주고받았다. 링거를 놓기도 하고, 다리에 엄청나게 굵은 관을 넣기도 하고, 무슨 약을 주기도 했다.

그 뒤, 뭔가 우주선 내부 같은 방으로 옮겨져 수술복을 입은 의사 셋이 모니터를 보며 이런저런 조치를 취했다. 나중에 알게 된 바로는, 심장 중에서도 상당히 중요한 혈관이 막혀서 즉사 가능성도 있었다고.

인근 병원 의사의 정확한 판단과 신속한 응급 센터의 대응 덕에 나는 목숨을 건졌다. 어깨 통증에 찜질만 하고 끝냈으면 지금 나는 세상에 없을지도 모른다. 그때의 의료진들에게 참 감사할 뿐이다. 퇴원을 한 뒤에도 어려움이 있었다.

⊙ 심장이 제대로 움직이지 않는다

우선 심근경색으로 심장이 예전처럼 잘 움직이지 않게 되면서, 소소한 운동에도 숨이 찼다. 3층에 있는 우리 집에 가기 위해 계단을 오르내리는 것도 너무 힘들었다. 이렇다 보니 토목 일도 계속하지 못하게 되었다.

가능하면 1층으로 이사하고 싶었지만, 자유롭게 활동할 수 없는 상황에서 경제적 여유도 없으니 쉽게 결정할 수도 없는 상황

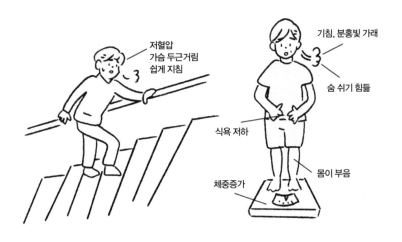

이었다.

또 심장이 혈액을 온몸으로 순환시키지 못하기 때문에 몸이 쉽게 붓는다. 발등을 손바닥으로 꾹꾹 누르면 자국이 남고, 돌아오는 데까지 시간이 걸렸다. 발이 부어 전에 신던 신발도 신을 수 없게 되었다. 병원에서는 이런 상태를 '심부전'이라고 했다.

⊙ 심부전

'심부전'이라는 말을 듣고 어떤 상태인지 즉시 떠올릴 수 있는 사람은 적지 않을까? 나도 마찬가지이다. 이렇게 되기 전까지 심부전에 대해 전혀 몰랐다.

심부전은 생활에 제약이 많다. 몸을 움직이는 게 쉽지 않다. 하지만 그렇다고 몸을 너무 쓰지 않으면 그 또한 건강에 좋지 않다. 정기적으로 부담이 적은 운동과 재활치료를 병행해야 한다.

줄곧 방치했던 고혈압도 이번 일을 계기로 마음을 바꿔 먹었다. 편의점 도시락이나 라면 위주의 식생활에서 벗어났다. 염분의 양과 칼로리를 확실히 계산해 절약하며 밥을 지어 먹는다.

덕분에 6kg 감량에도 성공했다. 물론 처음부터 그랬다면 좋았겠지만, 이런 일을 겪지 않았다면 아마 바뀌지 않았을 것이다. 나로서는 '좋은 전환점이 되었다'고 생각할 수밖에.

심장 기능이 원래대로 돌아오지는 않겠지만 추운 겨울, 오토바이에서 그대로 잃었을 수도 있는 목숨이다. 앞으로는 지금껏

소홀히 했던 내 몸 관리를 최우선으로 하며 남은 인생을 살아가
려 한다.

방사통

심근경색은 가슴뿐 아니라 어깨 통증이나 치아 통증으로 증상이 나타나기도 한다. 오른
쪽 어깨 통증도 마찬가지. 심장에서 사방으로 내뻗치는 통증이라서 그렇게 부른다.

관상동맥

고혈압, 당뇨로 인해 심장 주위를 감싸고 있는 관상동맥이라는 가느다란 동맥이 손상
된다. 관상동맥이 막히면 심장근육에 산소와 영양분이 공급되지 못해 심근경색이 발생
한다.

참조

· 고혈압 ⇒ P.129　· 요산 수치 ⇒ P.153
· 운동 ⇒ P.162, P.205　· 걸음 수 ⇒ P.224

자신이 누군지
모르게 된 세계_치매

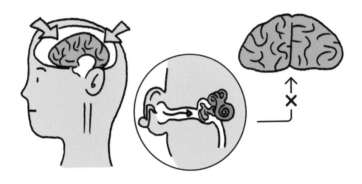

마침내 아버지가 치매에 걸리셨다.

치매 진단을 받은 뒤에는, 우왕좌왕하는 사이에 증상이 진행되었고, 자녀인 나를 인식할 때와 인식하지 못할 때가 있을 정도까지 와버렸다.

치매가 생기면 지금 내가 어디에 있는지, 어떤 시대를 살고 있는지, 누구와 지내고 있는지를 점점 모르게 된다. 이를 치매 증상 중 하나인 '지남력장애'라고 하는 것 같다. 의사가 가르쳐 주었다.

'장애'이긴 한데, 당사자는 옛날로 시간 여행을 간 듯 옛 친구나 본인의 어머니를 부르고 말을 걸며 즐거워한다.

　그런 아버지의 모습을 보니 조금 후회가 된다. 아버지에게 치매가 생기기 전부터 조금씩 대화가 줄었고, 거리를 두게 되었기 때문이다. 그도 그럴 것이, 아버지는 나이가 들면서 청력이 떨어져 큰 소리로 말하지 않으면 제대로 대화하기가 힘들었다. 큰 소리로 말하고 같은 내용을 반복하는 데 질려, 본가에 가도 아버지와 대화하는 시간이 점점 줄어들었다.

난청으로 인한 치매 위험

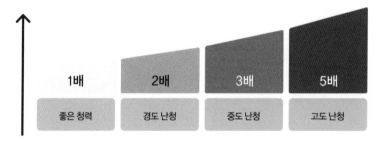

※출처: Frank R Lin,et al. Hearing loss and incident dementia. Arch Neurol. 2011 Feb: 68(2): 214-20.

⟩ 아버지는 스스로에게 어떤 존재였나

　아버지는 성실하고 무뚝뚝하고 고지식한 분이었다. 일을 할 때도 유흥을 즐긴다든지 하는 법 없이, 끝나면 곧장 귀가해 우리와 놀아주거나 이야기를 들어주실 때가 많았다. 가족을 최우선으로 하는 모범적인 아버지였고, 어린 시절 추억에 이런 아버지가 늘 곁에 있었다.

그렇게 가정적이었던 아버지였기 때문인지 일을 그만두자 일로나 사적으로 알게 된 친구 관계도 현저히 줄었다. 집에서 책을 읽거나 툇마루에 앉아 정원을 보면서 생각에 잠겨계실 때가 많았다. 나는 어릴 때 아버지께 받은 사랑을 잊고, 조금씩 사물에 대한 이해력이 떨어지고 의사소통이 어려워지는 아버지를 반쯤 방치하고 말았다.

'귀가 잘 들리지 않으시니 보청기를 선물해 드렸으면 좋았을 걸.'

'가끔 밖으로 모시고 나가거나 여행을 같이 가드렸으면 좋았을 걸.'

그저 후회뿐이다.

언제쯤 아버지가 나를 자신의 아이로 알아보실지 모르겠다. 하지만 영영 알아보시지 못하게 되어도, 치매가 생긴 지금의 아버지께 감사의 마음이 전해지도록 남은 시간을 보내려 한다.

치매

귀가 잘 들리지 않게 되거나(난청), 의사소통이 부족하면(사회적 고립) 치매의 위험성이 커진다고 한다. 귀가 잘 들리지 않을 때는 보청기가, 혼자 있는 시간이 많은 사람에게는 사람들과의 교류가 필요하다. 운동도 뇌에 자극이 된다.

참조

· 치매 ⇒ P.54   · 수면 ⇒ P.219
· 고독 ⇒ P.179

몸에 힘이
들어가지 않는 세계_뇌경색

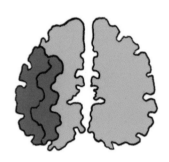

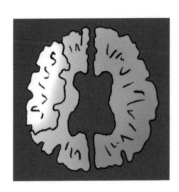

낮 12시가 되기 전, 나는 병원 재활실에서 열심히 땀을 흘리고 있다.

한 달 전에 뇌경색이 왔다. 처음에는 팔을 올리기 힘든 증상이 있었고, 30분 정도 지나니 괜찮아져서 다시 예전처럼 정상적인 생활을 하게 되었다. 나중에 의사에게 듣기로, 그것이 뇌경색의 '전조 증상'이었다. 지금 생각하면 몸에 힘이 들어가지 않는 첫 체험이었다. 하지만 다시 좋아지니 여유를 부리게 된 것이다.

사흘 뒤 이번에는 설거지를 하다가 오른팔과 오른 다리에 전혀 힘이 들어가지 않았다. 그릇이 깨지고 손가락이 베여 피가 나는

데, 힘은 들어가지 않으니 공포에 질렸다. 간신히 왼손으로 구급차를 불렀다. 더 이상 방관할 수 없는 상황임을 알아차렸다.

뇌경색일지도?

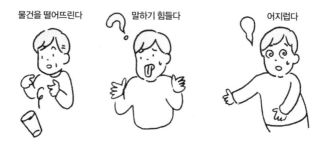

물건을 떨어뜨린다　말하기 힘들다　어지럽다

병원에 도착하니 링거를 달아줬다. 심전도검사부터는 침대에 네 명이 달라붙어 옮겨 다녔다. 머리 CT, 머리 MRI를 찍는 긴박한 상황에 침대에 누워 병원 천장을 올려다 보며, 난 이제 어떻게 되는 건지 혼란스러운 머릿속을 정리하려 애를 쓰고 있었다.

MRI 결과는 뇌경색.

나중에 들은 바로는, 증상이 나타난 뒤 치료를 하기까지 걸린 시간에 따라 할 수 있는 치료가 달라지는 듯했다(139쪽 참조). 나의 경우, 구급차를 바로 불러 그나마 운이 좋은 편이었다. 하지만 마비가 남아있었다. 예전처럼 몸이 말을 듣지 않는다. 지금은 재활치료를 열심히 받아서 가능한 한 원래 상태로 돌아가려고 노력 중이다. 아무튼 병원에 빨리 가야 한다는 판단을 할 수 있었던 건, 불행 중 다행이었다.

 아직은 한창 일해야 하는 50대인지라, 내 오른팔, 오른 다리
는 계속 팔팔하게 움직여야 한다. 그러기 위해서라도 오늘도 나
는 힘차게 걸어갈 것이다.

뇌경색

뇌경색 치료는 '신속함'이 생명. 말이 잘 나오지 않고, 손발을 움직이기 어렵고, 감각이 없
어지는 등의 증상이 나타나면 바로 구급차를 부를 것.
뇌경색에는 '전조 증상'이 있는 경우도 있다. 이상한 증상이 나타났다가 30분 정도 뒤에
가라앉고 원래대로 돌아오더라도 절대 방치하지 말 것.

참조

· 고혈압 ⇒ P.129   · 뇌질환 검진 ⇒ P.136
· 뇌경색 ⇒ P.139   · 운동 ⇒ P.162, P.205

방광을 잃은 세계

_방광암

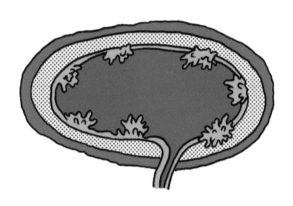

나는 방광 대신 '장'을 이용해 살고 있다.

3년 전 방광암이 발견되었다. 암이 이미 어느 정도 진행되어서 방광을 통째로 적출할 수밖에 없었다. 그때 의사가 두 개의 선택지를 제안했다. '배뇨팩'이라는 소변을 담는 주머니를 몸 밖에 달 것인가, 아니면 '장'을 대용해 방광으로 만들 것인가.

나는 후자를 골랐다. 수술 시간이 길고 어렵긴 하지만 외형의 변화가 없다는 것, 또 요도를 이용해 소변을 몸 밖으로 내보내는 기능을 남길 수 있는 것이 가장 큰 장점이었다.

방광을 모두 적출한 뒤 소장에서 장을 70cm 정도 가져와 몸

안에서 소변을 담는 주머니로 삼았다. 처음엔 장을 방광으로 삼는다는 기상천외한 발상에 놀랐고, 정말 평범한 일상생활을 할 수 있을지 몹시 불안했다. 모든 일은 순조롭게 진행되었고, 계획대로 이루어졌다.

물론 예전과 같은 상태는 아니다. 방광처럼 자신의 의지로 늘리고 줄여서 배뇨를 컨트롤할 수 없다. 그렇기 때문에 화장실에서는 아랫배를 꾹 눌러서, 소변을 억지로 배출한다. 방광이 없으면 요의[소변이 마려운 증상 – 옮긴이 주]도 없다. 그래서 하루 중 '이 시간은 화장실에 간다'고 정하고, 그 시간이 되면 규칙적으로 화장실에 가 소변을 짜내야 한다. 이 생활을 3년 정도 하다 보니 65세가 되었다.

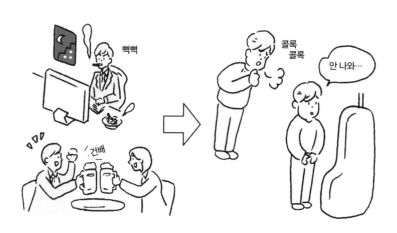

⊙ 나는 골초였다

방광암이라는 걸 알게 된 것은 건강검진 때였다.

본래 하루 두 갑씩 담배를 피우는 심한 골초였는데, 건강검진에서 '요잠혈[소변에 피가 섞인 상태]'이 나와 진단을 받으면서 암을 발견한 것이다.

비뇨기과 의사 덕에 알게 된 사실인데, 흡연하면 방광암에 걸리기 쉽다고 한다. '담배' 하면 폐암만 걸리는 줄 알았는데 그게 아니었다. 담배에서 나오는 유해 물질이 전신을 돌아다니고, 농축된 상태로 소변에 섞이기 때문에 방광암 위험을 높인다는 것이다. 지금의 나는 그럭저럭 지내고 있지만, 오랜 친구가 폐암으로 세상을 떠나기도 했다.

담배가 몸에 나쁜 것은 나이를 먹어봐야 알 수 있다. 알면서도 담배 한 갑씩을 태우는 사람도 있긴 하지만 말이다(이미 늦었다는 핑계로).

방광암

방광암은 빨리 발견하면 예후가 나쁘지 않다. 증상은 혈뇨[소변에 비정상적인 양의 적혈구가 섞여 나오는 것 - 옮긴이 주]와 빈뇨[하루 10회 내외의 평균 배뇨 횟수를 넘는 것 - 옮긴이 주] 등. 담배는 폐암뿐 아니라 다양한 암 위험성을 높인다. 흡연자는 소변검사에서 잠혈 항목을 확인하자.

참조

• 종양마커 ⇒ P.149

목소리를 잃은 세계

_인두암, 인공 발성

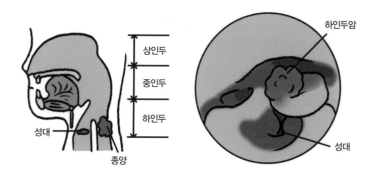

나는 성대를 써서 목소리를 낼 수 없다.

인두암으로 수술을 했기 때문이다.

암이라는 것을 알기 전에는, 목이 쉰 듯한 이상 증상만 약간 있어서 감기인가 하고 가볍게 생각했다. 하지만 시간이 지나도 회복이 되지 않아 근처 이비인후과에 가게 되었다. 증상을 들은 의사는 조심스럽게 내 턱 아래부터 목덜미, 쇄골까지 만지며 진찰을 했다. 그러다 오른쪽 목덜미를 만졌을 때 통증이 왔다. 의사는 내 목 부분을 꼼꼼히 촉진하더니 정밀검사가 필요하다고 했다. 이어 대학병원을 추천해 주었고, 추천받은 병원에 가서 이런저런 검사를 하고 나니 '인두암'이라는 진단이 나왔다. 병원에서는 술, 담배를 너무 많이 하면 인두암 발병 위험이 커진다고 했다. 틀린 말이 아니었다. 나는 회사 근처의 흡연 가능한 술집은 두루 꿰고 있을 정도로 대단한 애주, 애연가였다.

인두암에도 여러 종류가 있는 것 같은데 나는 인두[구강과 식도 사이의 소화기관 – 옮긴이 주]의 아래쪽에 암이 생겨서 성대까지 잘라냈다.

수술은 성공적으로 끝났다. 소장의 일부를 떼어내, 숨 쉬기 위한 구멍을 목에 만들었다. 수술을 마치고 마취에서 깨어나 가족과 의사에게 인사를 하려고 했는데 목소리가 나오지 않았다. 사전에 설명을 듣고 각오는 하고 있었지만, 막상 상황이 닥치니 절망적이었다.

수술 후 재활치료를 시작했다.

내가 시도하는 것은 '식도발성'이라는 방법이다. 잃어버린 성대 대신 식도 부위를 진동시켜 소리를 내는 방법으로 인위적으로 트림을 하는 것과 같은 원리이다.

어떻게든 본래의 생활로 돌아가고 싶은 일념으로 일주일에 세 번씩 재활 교실에 다녔다. 열심히 다닌 덕분인지 지금은 일상생활에 지장이 없을 정도로 회복이 되었다. 재활 교실에서 나와 같은 고민을 지닌 동료들도 만났는데 당시에는 내가 정말 목소리를 낼 수 있을지, 이대로 평생 필담[말이 통하지 않거나 말을 할 수 없을 때 글로 써서 서로 묻고 대답하는 것 – 옮긴이 주]에 의지해야 하는 건지 불안이 가득했다.

술자리에서 사람들과 이야기 하는 게 삶의 낙이었는데, 목소리 없는 인생은 상상할 수도 없었다. 수술 전에도 목소리를 잃는 공포 때문에 직전까지 도망칠까 망설였다. 식도를 이용해 목소리를 내다니, 의사들은 참 기발한 생각을 해냈다.

인생에는 여러 어려움이 있지만 맞서면 어떻게든 극복할 수 있다. 극복할 수 없는 부분은 받아들이면 된다.

적어도 나는 예전처럼은 아니지만, 목소리를 이용해서 가족과 이야기할 수 있다는 점에 감사하고 있다.

인두암

인두에 생기는 암. 장소에 따라 상인두암, 중인두암, 하인두암으로 나뉜다. 발병 원인은 과도한 음주와 흡연. 상인두암은 EB 바이러스[헤르페스 바이러스의 일종. 항체를 만드는 B 림프구에 작용해 이상 반응을 일으킨다. 대부분 자연 치유가 되나 버킷림프종 등의 암을 유발하기도 한다 - 옮긴이 주] 감염. 중인두암은 인유두종 바이러스(HPV)[사마귀 모양의 양성 종양을 일으키는 바이러스로, 다양한 유형이 있으며 고위험 유형은 자궁경부암을 비롯한 다양한 암을 유발한다 - 옮긴이 주] 감염과 관련이 있다. 그 밖에 원래 술이 약한 사람이 습관성 음주를 하게 되면 인두암 위험이 커진다.

참조
• HPV 백신 ⇒ P.112

대부분의 사람은 자신의 몸에 대해 잘 알지 못합니다.

일상에서 흔히 겪는 일, 가령 통풍[혈액 내 요산 농도가 높아져 생기는 질환. 염증과 통증을 동반한다 – 옮긴이 주]이 생겼을 때, 항생제를 먹었을 때, 몸속에 무슨 일이 일어나는지 모르지요. 또 체내 장기에 이상이 생겼을 때 배설물과 피부에서 발산하는 위험신호도 잘 모릅니다. 궁금한 것을 의사에게 물어봐도 잘 모르는 전문용어로 설명해 주면 혼돈에 빠지기 쉽고요. 위험신호가 몸에 나타나도 그 의미를 모르기 때문에 위기감 없이 평범하게 일상생활을 합니다.

제2장에서는 인간이 어떻게 병에 걸리는지 알려주고, 몸속 오장육부의 구조와 연관성, 각 질병의 예방법까지 빠짐없이 설명합니다. 놀라운 인체의 신비를 경험해 보세요. 몸에 대해 깊이 이해하게 되면 일상 속의 작은 행동부터 달라질 것입니다.

병이 생기는 원리
_사람의 몸에서
일어나는 일

빈혈이 생기면
얼음이 먹고 싶어진다?

병의 징후는 발열, 통증, 고통뿐만이 아닙니다.

때때로 생각지도 못한 증상이 의외의 형태로 나타날 수 있는데, 그중 하나가 바로 '평소에는 좋아하지도 않던 것을 이상하게 먹고 싶어진다는 것'입니다.

갑자기 '얼음'이 먹고 싶은 적이 있으셨나요? 얼음이 이유 없이 먹고 싶어지는 증상을, 말 그대로 '빙식증'이라고 부르기도 합니다. '얼음이 괜히 먹고 싶은 걸 보니 어디 아픈가?' 하고 사전 지식 없이 의심할 수 있는 사람은 감이 좋은 편입니다. 참고로 얼음이 먹고 싶다고 해도 여름 한창 더울 때 빙수를 먹고 싶다거나 하는 건 정상입니다. 빙식증이라고 할 정도면 여름은커녕 한겨울에도 얼음을 오도독오도독 먹고 싶어집니다. 대체 왜 이런 증상이 나타나는 걸까요?

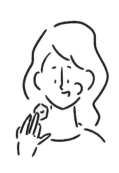

바로 빈혈 때문입니다.

빈혈 자체를 질병으로 문제 삼는 일은 많지 않지요. 하지만 암때문에 철분 부족이 생기기도 합니다. 여성은 자궁의 종양으로 인해 만성 철분 부족이 생기기도 하니 주의하는 게 좋습니다. 다양한 원인으로 인해 '철 결핍성 빈혈'이라는 상태가 되면 빙식증이 종종 일어납니다. 또, 일반적으로 생리 양이 많아도 빈혈이 되기 때문에 여성에게는 상당히 흔한 증상이기도 하지요.

더 큰 병의 징후일 수 있으니, 그저 얼음이 당기는 거라 생각하고 습관적으로 먹는 대신 먼저 검사를 받아보시길 바랍니다.

확인방법

자신이 빈혈인지 아는 방법은 한 가지.

혈액검사의 헤모글로빈(Hb) 수치를 확인하는 것이다.

세계보건기구(WHO)의 정의에 따르면 헤모글로빈 수치가

- 남성 : 13
- 여성 : 12
- 임산부나 고령자 : 11

위의 수치를 밑돌면 빈혈이다.

적어도 누구든 헤모글로빈 수치가 한 자릿수라면 방치하면 안 된다.

⟩ 빈혈은 드물지 않다

빈혈로 인해 빙식증이 생기는 원리에 대해서는 정확히 알려지지 않았습니다. 빈혈로 구강 내 염증이 생겨 그 염증을 완화하려 하기 때문이라는 설도 있습니다.

과거 학교 운동장에서 교장 선생님의 훈화가 길어질 때 어디선가 누가 픽, 하고 쓰러졌던 기억이 있지 않으신가요? 그때는 빈혈이 있어서 그런 거라고 이야기했지만, 사실 빈혈과는 전혀

관계가 없습니다. 신경 조절 기능이 무너져서 생기는 일이지요.

여성의 빈혈은 직장인들의 건강검진 결과만 봐도 결코 드문 일은 아닙니다. 다만 얼음을 이상하게 좋아하는 습관이 있는 사람이 가까이에 있거나, 자신이 그런 경우라면 주의하시길 바랍니다.

빈혈일지도?

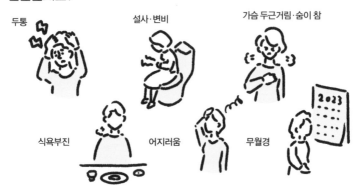

두통

설사·변비

가슴 두근거림·숨이 참

식욕부진

어지러움

무월경

예방법

- 가벼운 빈혈이 있는 사람은 헴철Heme Iron[철분 중 인체 흡수율이 좋은 철 – 옮긴이 주]이 많이 함유된 식품(간, 소 다리 살, 가다랑어나 참치 등 붉은 살 생선)이나 철 보충제를 정기적으로 섭취하면 좋다(비건은 117쪽 참조).
- 단, 다른 원인이 있으면 치료가 필요하다. 적어도 헤모글로빈 수치가 한 자릿수라면 방치 엄금!

지방간을 방치하면 어떻게 되나?

간은 상당히 다양한 일을 합니다. 알코올을 비롯해 몸에 불필요한 독소를 해독하고, 담즙[지방 소화를 돕는 물질. 간에서 생성되어 쓸개에서 저장되었다가 십이지장으로 분비된다 – 옮긴이 주]을 생성하는 '공장'으로서의 역할도 하지요. 술을 많이 마시거나 기름진 음식을 자주 섭취했을 때 간은 묵묵히 본연의 일을 합니다.

그리고 무엇보다도 간은 '에너지 공장' 역할도 맡고 있습니다.

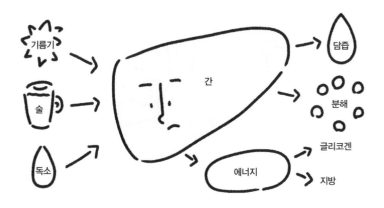

간에 저장할 수 있는 에너지는 크게 두 종류입니다.

하나는 '글리코겐'입니다.

글리코겐은 자고 있을 때나 격렬한 운동으로 에너지가 부족할 때 바로 사용하기 위해 저장하는 에너지입니다.

그리고 또 하나가 다들 알고 계실 '중성지방'입니다.

중성지방은 글리코겐과 달리 굶주릴 때, 장래에 식사를 할 수 없을 때 사용하기 위해 장기적으로 보관하는 에너지입니다. 지금은 사람들이 기아 상태가 되는 일이 거의 없기 때문에 불필요하다고 볼 수도 있지만, 사람의 유전자에 그렇게 프로그램 되어 있으니 어쩔 수 없는 것이지요.

글리코겐은 오래 쌓아두기 위한 물질이 아니라서 저장 공간이 넓지 않기에, 남으면 점점 중성지방이 되어 간에 쌓입니다.

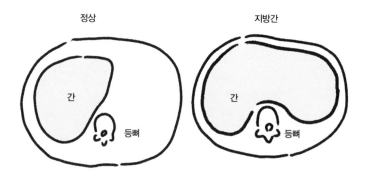

그리고 이 중성지방이 꾸준히 쌓이다 간세포의 30% 이상까지 쌓이면, 이른바 '푸아그라[지방 많은 거위 간 – 옮긴이 주]'와 같은 상태가 됩니다. 이 상태가 되면 '지방간'이 되는 것이지요.

⊙ 증상이 나타나기까지 시간이 걸린다

간에 지방이 쌓이는 것. 지진 같은 천재지변에 대비해 비상식량이나 음료를 비치해 두는 것과 비슷합니다. 좋은 면만 보자면 사람 몸속에서 예상치 못한 사태에 대비하는 정상적 기능이지요. 그러나 재해를 대비한 비상식량과 달리 지방간에는 큰 단점이 존재합니다. 방치하면 작은 불씨와 같은 염증이 생긴다는 것인데, 이 염증을 의학용어로 '지방간염'이라고 합니다. 예방을 하면 좋겠지만, 안타깝게도 특별히 지각할 수 있는 증상은 없습니다.

간에서 염증이 여러 번 발생하면, 다양한 기능을 수행하는 유능한 간세포는 사멸합니다. 최종적으로는 여러 번 상처가 난 끝에 딱딱하게 굳은 피부처럼 되어 간세포로서의 기능을 잃습니다. 이것이 간의 '섬유화'입니다.

알코올성 간경화가 되는 과정

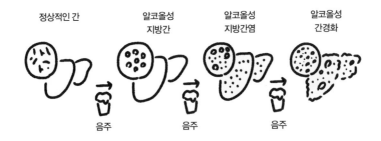

정상적인 간　　알코올성 지방간　　알코올성 지방간염　　알코올성 간경화

음주　　음주　　음주

여기까지 와도 아직 자각할 수 있는 증상은 일어나지 않습니다. 이대로 간경화[또는 간경변. 간섬유화가 심해진 상태 – 옮긴이 주]나 간암이 되어 배에 물이 차거나 피를 토하는 일이 생겨야, 몸에 이상이 생겼음을 느끼게 됩니다.

복부초음파검사에서 드러난 간 수치 상승. 지방간과 과음 때문이라며 웃어넘기기 쉽지만, 결코 가볍게 볼 일이 아닙니다.

예방법

- 이전 체중에서 10%를 감량했더니 거의 모든 지방간과 간섬유화가 개선되었다는 논문(Manuel Romero-Gómez, et al. Treatment of NAFLD with diet, physical activity and exercise. J Hepatol. 2017 Oct; 67(4): 829-846.)이 있다. 따라서 10% 다이어트를 목표로 삼는 것이 좋다.
- 체질량지수(BMI)[비만도를 나타내는 지수. 체중을 키의 제곱으로 나눠 표기한다 - 옮긴이 주]가 25 이상인 사람의 간의 효소(AST, ALT)가 기준치를 초과한 사람은 지방간이 의심되니 복부초음파검사를 받아보길 바란다.

열 명 중 한 명은
담석이 있다!

사람 몸속의 여러 장소에서는 '돌'이 생겨 나쁜 영향을 미칠 수 있습니다. 그중 일반적으로 잘 알려진 돌이 '담석'이지요. 담석은 일본에서 열 명 중 한 명이 갖고 있다고 할 정도로 대단히 흔한 질병에 속합니다[국내에서도 무증상 담석을 포함하면 10%에 이를 것으로 추산하고 있음 – 옮긴이 주].

담석이 만들어지는 과정은 단순합니다. '담즙'이 뭉치는 것이지요. 담즙은 지방을 분해하기 위해 간에서 만들어지는 홍차색의 액체인데, 간에서 생성된 뒤 간 밑에 달려있는 '담낭'이라는 작은 자루에 저장됩니다. 그리고 식사를 하면 담낭에서 '담관(담도)'이라는 관을 통과해 십이지장으로 갑니다. 십이지장은 위와 연결되어 있는 소장의 첫 부위인데, 여기서 담즙은 음식물 속 지방분해를 돕습니다.

담즙은 담낭 안에서 대기하고 있다가 돌처럼 굳을 때가 많습니다. 담석의 약 78%가 담낭에서 생긴다고 하지요. 담낭 안에 있는 동안에는 어떤 해를 끼치는 일은 없다고 합니다. 문제는 담석이 어쩌다가 담낭 안에서 굴러 나와 '담관'이라 불리는 간과 십이지장 사이의 통로를 막았을 때입니다.

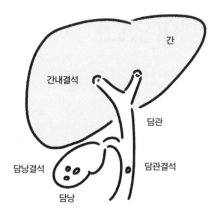

간
간내결석
담관
담낭결석
담관결석
담낭

　이럴 땐 격렬한 복부 통증과 함께, 열이 나거나 복부 내에서 심각한 감염증이 일어날 수 있습니다. 담석이 담관 통로를 막으면 감염증은 급격히 진행되고, 목숨을 잃을 수도 있는 위중한 상태에 빠지게 됩니다.

　담석으로 인한 담낭염에는 소견所見이 있습니다. 의사는 환자의 오른쪽 갈비뼈 아래를 깊이 누르며 심호흡을 시키지요. 이때 담낭에 염증이 생긴 환자는 격한 통증을 호소합니다. 이를 '머피 징후'라고 부릅니다.

⟩ 담석이 생기기 쉬운 식사

　가령 튀김이나 돈가스처럼 기름기 많은 식사를 하면 담즙이 다량 분비되기 때문에 담석이 굴러떨어지기 쉽습니다. 복통 때문에 구급차로 이송된 환자에게 마지막으로 먹은 식사를 묻는 건, 이 내용을 확인하려는 측면도 있습니다. 아무튼 가능한 한 이런 고통은 피하는 게 상책이지요.

우리가 몸속에 담석을 생성하지 않기 위해 할 수 있는 일은 명확합니다. 담석 위험 요소는 '4F'로 불립니다. 'F'는,

Fatty(비만)

Forty(40대)

Female(여성)

Fertile(다산한 여성)

의 앞글자를 딴 것입니다. 'Fatty(비만)'를 제외한 나머지는 대책이 없기 때문에, 우리가 담석이 생기는 것을 막으려면 'Fatty(비만)'가 되지 않기 위한 대책을 세워야 합니다.

예방법

- 담석도 지방간과 마찬가지로 비만을 막는 게 우선이다.
  체중조절을 위해 하루 중 14시간 이상, 혹은 일주일에 1~3일 동안 음식을 섭취하지 않는 '간헐적 단식'을 하는 사람들이 있다. 단식이 길어지면 담즙분비를 감소시켜 담석이 생길 확률이 높아진다는 설도 있으므로 지나치지 않도록 주의해야 한다.[1]
- 생선 기름이나 견과류가 담석 위험을 낮춘다는 보고도 있다.[2] 지중해식 식단[채소, 생선, 통곡물, 올리브유, 유제품 등으로 구성된 식단 - 옮긴이 주]을 실천하는 것도 좋다.[3]

⊙ 콜레스테롤 배설을 촉진한다

담즙의 역할은 지방을 분해하는 것이라고 앞에서 설명했는데 또 다른 역할로 '콜레스테롤 배설'이 있습니다.

간에서 처리된 콜레스테롤은 담즙에 섞여 십이지장으로 흘러가고, 이후 다른 찌꺼기와 함께 대변으로 배출됩니다.

그리고 비만인 분들은 '내장지방이 쌓인다 = 간에도 지방이 쌓여 지방간이 된다'는 상황이므로 다이어트는 중요합니다(195쪽 참조).

'지방간'이라고 하면 그렇게 위험한 상태는 아닙니다. 하지만 몸속에서 장래의 병을 일으키기 위한 모든 준비를 '지방'이 담당하고 있다는 점은 의식해 두시길 바랍니다.

왜 요로결석이 생기나?

왜 요로결석이 생기나?

"의사가 봤을 때 세상에서 가장 아픈 병이 뭐라고 생각하십니까?"

이런 질문을 받을 때가 있습니다. '의사가 봤을 때'라고 해도, 의사는 병을 치료하는 전문가일 뿐 '병을 경험하는' 일에서는 아마추어일 때가 많습니다(물론 야근도 많고, 흡연자도 꽤 있어서 여러 '생활습관병'을 앓는, 본인을 돌보지 않는 의사도 드물지는 않지만).

의사라고 해도 본인이 여러 병을 체험해 본 건 아니기 때문에 답을 내기까지 시간이 좀 걸립니다. 하지만 환자들이 아파하는 모습을 보면 '아픈 병'의 양대 산맥은 요로결석과 통풍이 아닐까

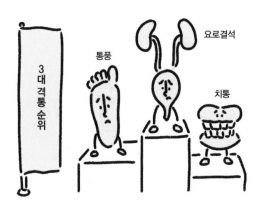

통풍   요로결석   치통

3대 격통 순위

합니다. 특히 요로결석은 치료하지 않으면 재발률이 50%라는 무서운 연구 결과도 있습니다.[4]

⟩ 한밤중에 응급실에서

한밤중 응급실로 돌연 구급대 전화가 걸려옵니다.

"44세 남성, 등허리 통증입니다. 받아주실 수 있습니까?"

구급차 수용을 허가한 지 10분 뒤에 등을 새우처럼 만 채 식은땀으로 흠뻑 젖은 중년 남성이 실려 왔습니다.

등에 초음파 기계를 대고 신장 상태를 확인하니, 신장 안에 물이 차 부풀어 있었습니다. 이 상태를 수신증水腎症이라 부릅니다. 요로결석 때문에 일어나는 현상이지요. 신장(콩팥) 아래쪽 관에 결석이 생기면서 물줄기가 막혀 안에 물이 고인 것입니다.

대화도 여의치 않은 환자를 위해 간호사에게 항문으로 진통제

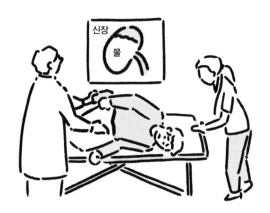

삽입을 지시합니다. 이런 광경은 응급실에서는 일상다반사입니다. 요로결석이 생기면 다 큰 어른도 침대 위에서 발버둥질하며 말도 제대로 못하는 상태가 될 수 있습니다.

⊙ 왜 요로결석이 생기나

기본적인 치료법은 오로지 물을 마시는 것입니다. 신장 아래 요로(요관)라는 관에 끼인 돌을 수분이 밀어내서 방광에 떨어질 때까지 가만히 기다려야 합니다.

"왜 이런 돌에 나만 고통받아야 하는가?"
요로결석 경험자들은 한탄을 쏟아냅니다. 왜 요로결석이 생기는지를 묻는다면 학창 시절 화학 수업 이야기부터 해야 합니다.

$$H^+ \quad + \quad Cl^- \quad \rightarrow \quad HCl$$

수소이온　　　　　염화물이온　　　　　염화수소

이런 화학식이 혹시 기억나시는지.
양이온과 음이온이 결합해 중화반응이 일어나는 식입니다.
이 현상이 우리 인간의 몸속에서도 일어납니다. 요로결석은 신장에서 칼슘과 인산 및 옥살산이 결합해서 고체화한 것입니다.
옥살산은 시금치 등에 많이 포함되어 있는 성분이지요. 물에 녹는다는 특성 때문에 시금치는 푹 데쳐서 옥살산을 빼내고 먹는 게 좋습니다. 그러면 칼슘도 삼가는 게 좋겠다고 생각할 수 있

지만 실은 그 반대입니다. 칼슘은 일정량만 섭취하는 쪽이 좋습
니다.

처음에는 무슨 얘긴가 싶겠지만, 이런 이치입니다.
칼슘과 옥살산 모두 장에서 흡수되어 신장으로 운반됩니다.
이때 칼슘을 잘 섭취해 두면 신장으로 가기 전에 장에서 바로 옥
살산과 화학 반응을 일으키지요. 그러면 장에서 흡수되지 않고
그대로 대변으로 배출되는 것입니다.
실제로 9만 명의 데이터를 바탕으로 한 미국의 한 연구에서도
식사에서 칼슘을 많이 섭취한 사람은 결석이 잘 생기지 않았다
는 보고가 있습니다.[5]

대략 하루 600~800mg의 칼슘 섭취를 권장하지만, 의식하고
챙기지 않으면 지키기 어렵습니다. 일본인의 칼슘 평균 섭취량

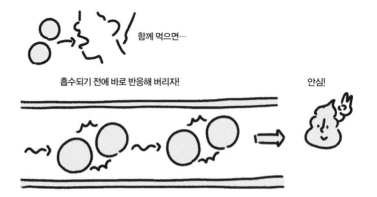

함께 먹으면…

흡수되기 전에 바로 반응해 버리자!

안심!

예방법

- 칼슘을 많이 섭취할 것. 하루 600~800mg의 칼슘 섭취가 권장 된다.
- 구연산은 소변 속에서 칼슘과 결합해 결석이 되는 걸 막아준다. 레몬, 매실장아찌 등 구연산이 든 음식물도 효과적이다.
- 요산 수치를 낮춘다. 육류, 내장, 생선 등 '퓨린'이 많이 든 식품, 당과 알코올 섭취를 줄여야 한다.

은 505mg[질병관리청 2022년 국민 건강 통계에 의하면 한국인의 칼슘 평균 섭취량은 492mg이다 – 옮긴이 주]으로 상당히 적지요.[6] 골다공증에 미치는 영향을 포함해 여러 측면에서 중요하기 때문에 우리는 칼슘 섭취를 우선순위에 두어야 합니다.

또, 앞에서 이야기한 응급실 사례처럼 요로결석은 밤중에 많이 일어납니다. 잠들어 있을 때는 깨어있을 때보다 체내 수분이 다소 부족한 약간의 탈수 상태가 되기 때문입니다.

예방법

- 최고의 예방법은 수분 섭취. 하루 2L의 수분을 섭취한 사람은 5년 간 요로결석 재발률이 15%가량 낮아졌다는 연구 결과도 있다.[7] 요로결석이 계속 재발하는 사람은 무엇보다 체내에 수분을 투입 하는 것이 중요하다.

치매는 죽음으로
이어지는 병

예방의학의 '마지막 보루'라고도 할 수 있는 치매.

신체가 건강해도 사령탑인 뇌의 기능이 저하되면 젊은 육체도 활용할 수 없게 됩니다. 신체의 자유를 잃고 누워만 있으면 치매의 위험이 높아집니다. 계속해서 몸을 움직이는 것이 치매 예방에 중요한 것은 분명하지만 그뿐만이 아닙니다. 잘 알려지지 않았지만 치매는 죽음으로 이어지는 질병입니다. 치매 자체가 생명을 앗아가지는 않지만, 밥을 제대로 먹지 못하게 되거나 사레들려 이물질이 기도로 들어가 생기는 폐렴, 즉 흡인성폐렴이 생기는 등 다양한 원인이 겹쳐져 천천히 죽음에 이르게 됩니다.

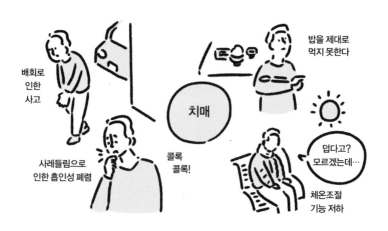

⟩ 치매의 12가지 원인

발병 후 생존 기간은 7~10년으로 알려져 있습니다. 2020년 세계적으로 저명한 의학 잡지 〈랜싯The Lancet〉에는 치매에는 12가지 원인이 있으며, 그에 따른 대책을 세우면 치매를 최대 40%까지 예방할 수 있다는 논문이 실렸습니다. [8]

그 12가지 원인은,

1 낮은 교육 수준

2 난청

3 고혈압

4 비만

5 흡연

6 우울증

7 사회적 고립

8 운동 부족

9 당뇨병

10 과도한 음주

11 두부 외상頭部外傷

12 대기오염

입니다.

⟩ 뇌를 지키려면 혈관을 지켜라

이 대책에서 핵심이 되는 부분은 '동맥경화 예방'입니다. 흡연이나 비만, 과도한 음주나 고혈압은 동맥경화를 촉진시킵니다.

운동 부족도 마찬가지입니다. 혈관은 전신에 넘치거나 부족함 없이 혈액을 전달하기 위해 존재합니다. 뇌에도 당연히 혈관이 붙어있지요. 즉, 뇌를 지키려면 혈관을 지켜야 한다는 이야기입니다.

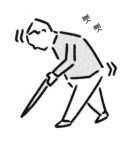

⟩ 청력을 유지한다

혈관과 마찬가지로 '오감'을 지키는 것도 중요합니다.

치매의 12가지 원인 중 하나로 '난청'이 있습니다. 나이가 들어 청력이 약해지는 것은 노화현상입니다. 두드러진 예방책은 없습니다. 소음이 있는 환경은 위험하므로 강렬한 밴드 음악 애호가나 소음이 많은 작업환경에서 일을 하시는 분들은 주의해야 합니다.

다만 무엇보다 중요한 것은, 귀가 나빠진 후의 '대응'입니다. 나이가 들어 소리가 잘 들리지 않는 것은 어쩔 수 없다며 노화현상의 하나로 방치하기 쉬운데, 보청기를 적절한 시점에 착용하는 게 좋습니다. 난청은 소리의 자극으로부터 사람을 멀어지게 하고, 다른 사람과의 의사소통도 줄어들게 만듭니다.

치매의 또 다른 원인으로 '사회적 고립'도 있습니다. 원래 다른 사람과의 의사소통은 치매 예방에 매우 중요한 요소입니다. 보청기를 착용하면 '청각'에 자극이 강해지고, 가족이나 친지와의 의사소통을 유지하는 데 도움이 됩니다.

⟩ 몸을 자극하면 뇌도 자극된다

걷기운동을 하며 바깥 경치를 느끼는 게 좋습니다. 걷기는 발의 근육을 자극하고 활성화시킵니다.

치매의 12가지 원인을 들여다보면 '어떻게 몸과 마음을 자극하는가' 하는 것이 예방에 중요하다는 것을 알 수 있을 것입니다. 다소 논리 비약으로 들릴지도 모르지만, 나이에 신경 쓰지 않고 늘 새로운 일에 도전하며, 긍정적으로 살아가는 것이 최고의 치매 예방법일 수도 있습니다.

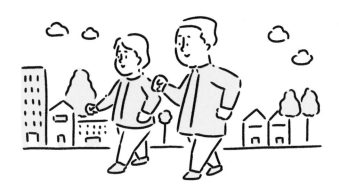

예방법

- 금연한다.
- 과도한 음주를 피한다.
- 균형 잡힌 식사와 운동을 한다.
  → 생활습관병 대책이 치매 예방에도 효과적.
- 난청이 생기면 보청기를 착용한다.
  → 노화현상이라 방치하지 말고 이비인후과에 가서 상담을 받는다.
- 사회적 고립을 피한다. → 적당한 의사소통(181쪽 참조)

갱년기나
폐경을 맞이하면?

'폐경'은 여성의 인생 반환점이라고 해도 과언이 아닙니다.

2019년 일본 후생노동성[보건·복지·노동·연금 등을 담당하는 일본 행정 부서. 우리나라의 보건복지부와 고용노동부를 합친 것 같은 기능을 수행한다 – 옮긴이 주] 조사에 따르면 일본 여성의 평균수명은 87.45세로, 폐경은 50세 전후에 많이 겪는 것으로 나타났습니다.[9] 다만 숫자적인 의미 이상으로 인생 반환점으로 불리는 이유는 '체내의 극적인 변화' 때문이지요.

폐경은 여성이 해를 거듭할수록 난소기능이 저하되어 최종적으로 기능을 잃는 상태를 가리킵니다. '난소의 역할'이라고 하면 임신을 떠올리는 사람이 많습니다. 하지만 임신기가 끝난 뒤에도

여성호르몬(에스트로겐)의 변화

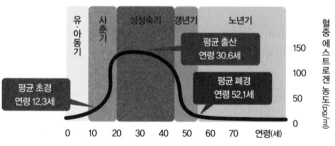

※출처: 일본 오츠카 제약 '호르몬 변화가 몸에 미치는 영향'
(https://www.otsuka.co.jp/health-and-illness/living-well-with-menopause/about/physical-changes/)

난소는 사실 숨은 조력자로서 여성의 몸을 지탱하고 있습니다.

난소의 중요한 역할은 여성호르몬 '에스트로겐'을 분비하는 것으로, 이외에도 매우 다양한 기능을 하고 있습니다.

〉 에스트로겐의 활약

우선 에스트로겐은 뼈를 튼튼히 유지하는 역할을 합니다.

뼈를 고정된 것으로 인식하는 사람도 많겠지만 사실 뼈라는 조직은 끊임없이 신진대사를 반복하고 있습니다.

구체적으로 들어가면 뼈에는 두 종류의 세포가 있습니다.

낡고 약해진 뼈를 부수는 '파골세포Osteoclast'와 새로운 뼈를 형성하는 '조골세포Osteoblast'입니다. 이 두 종류의 세포가 서로 손잡고 뼈를 계속 리모델링함으로써 우리가 아는 뼈가 존재하게 되는 것이지요.

골흡수
파골세포… 낡은 뼈를 부순다 / 콜라겐을 부순다 / 칼슘을 녹인다

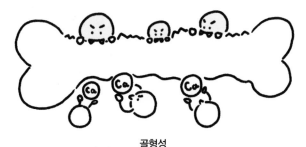

골형성
조골세포… 새로운 뼈를 만든다 / 콜라겐을 합성한다 / 칼슘을 부착한다

그러나 파골세포에는 큰 결점이 있습니다. 제어하지 않으면, 멈추지 않고 계속 뼈를 부순다는 것입니다. 여기서 등장하는 것이 '에스트로겐'입니다.

에스트로겐은 파골세포의 '감시 역할'을 담당합니다. 여성의 몸속에서 파골세포를 제어해 안정적으로 만드는 일을 하지요. 그런데 폐경으로 에스트로겐 분비가 정지되면, 제어하는 감시자가 사라져 파골세포의 활동을 조골세포가 따라잡지 못하게 됩니다. 그 결과 뼈가 점점 약해지는 '골다공증'에 걸리기 쉬워지는 것이지요.

그뿐만이 아닙니다. 에스트로겐은 악명 높은 LDL 콜레스테롤, 일명 나쁜 콜레스테롤 수치를 낮추는 역할을 합니다. 당연히 폐경 전후로 그 기능이 떨어지기 때문에 여성은 중년 이후 '건강검진을 하면 '특별한 이유 없이 LDL 콜레스테롤 수치가 상승'해 있을 때가 많습니다[LDL 콜레스테롤(저밀도 지질단백질)과 HDL 콜레스테롤(고밀도 지질단백질): 지질과 단백질 복합체. 포함된 지방 분자의 밀도가 낮으면 LDL, 지방 분자의 밀도가 높으면 HDL이다. 혈액 속에 LDL이 너무 많으면 혈관벽에 쌓여 혈류를 방해한다. HDL은 혈관의 콜레스테롤을 다시 간으로 돌려보내는 역할을 한다 - 옮긴이 주].

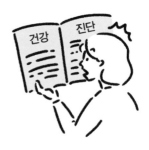

⟩ 갱년기장애도 호르몬 균형에서부터

끝으로, 무엇보다 여성 자신이 느끼기 쉬운 변화가 '갱년기장애'입니다.

갱년기장애는 호르몬 감소에 대응하지 못하는 '뇌' 이상에 의해 일어납니다. 난소에서 에스트로겐의 분비가 저하되면, 전체를 관리하는 뇌는 난소에 호르몬을 분비하라는 지령을 내립니다. 난소는 호르몬을 분비하고 싶어도 분비할 수 없는 상태인데, 둔감한 뇌는 그래도 계속 지령을 내리지요. 그리고 이 뇌의 불협화음 때문에 자율신경[신체조직의 기능을 적절히 유지하게끔 조절하는 신경 - 옮긴이 주]이 비명을 지르고, 어깨 결림, 화끈거림, 두통 같은 증상이 생깁니다.

그렇다면 '핫플래시Hot Flash'로 불리는 갱년기장애 특유의 홍조와 열감은 왜 생길까요?

뇌의 중심부에 자리한 '시상하부'라는 체온을 조절하는 중추[신

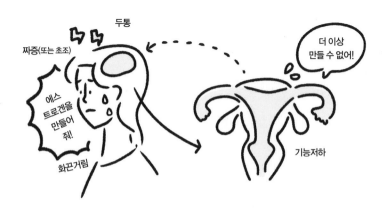

경세포가 모여있는 부분 - 옮긴이 주]의 자율신경이 엉망이 되기 때문입니다.

즉 폐경은 호르몬, 뼈, 콜레스테롤을 비롯한 뇌와 인체의 섬세한 구조에 다양한 고장을 일으키는 사건입니다.

이런 특징을 이해하고, 여성은 갱년기나 폐경기에 자신의 몸을 대하는 방식을 새롭게 하길 바랍니다.

예방법 *엄밀히는 갱년기나 폐경 자체에 대한 대책이 아니라 '이상지질혈증[LDL 콜레스테롤, 중성지방이 증가하거나, HDL 콜레스테롤이 감소된 상태 - 옮긴이 주]'이나 골다공증에 대한 대책.

- 폐경으로 인한 몸의 변화를 이해한다.
- 나쁜 콜레스테롤(LDL) 수치를 낮추도록 노력한다.
- 골다공증 검사를 받는다(여성은 65세, 남성은 70세부터 권장).
- 뼈에 자극을 주는 운동을 한다. 수영이나 물속 걷기보다 조깅, 댄스, 걷기, 에어로빅과 같은 육상 운동이 좋다.

'절대로' 먹지 않는 게
좋은 것

1999년 일본에서는《사면 안 돼》라는 책이 1년 만에 194만 부가 팔리며 베스트셀러에 올랐습니다.

식품첨가물이나 화학물질이 끼치는 해악에 대해 지적하는 내용이었는데, 당시 많은 사람들이 영향을 받아 지금도 첨가물을 기피하는 사람이 많습니다. 의사들도 논문이나 통계에 근거해 정보를 되짚어 보는 일이 드물었지요. 낮 TV 프로그램에서 '양파가 건강에 좋다'고 보도하면, 저녁 때 마트에서 양파가 매진되곤 하는 경우가 많았습니다.

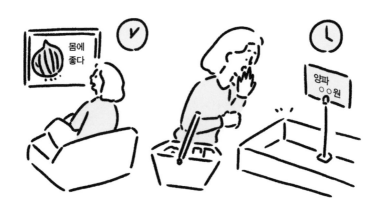

수준 높은 논문으로 정보를 파악하게 된 오늘날에는 '사면 안 되는' 음식은 거의 없습니다. 어떤 식품에도 장점과 단점이 있기

에 때문에 절대 먹지 말라고 단언할 수 있는 것은 적습니다. 하지만 그럼에도 '절대 먹지 않는 것이 좋다'에 해당하는 것이 일부 존재합니다. 대표적인 것이 '트랜스지방산'입니다.

⟩ 트랜스지방산이란?

'지방산'이란, 지질을 구성하는 물질로, 종류에 따라 우리 몸에 미치는 영향은 180도 달라집니다.

예를 들어 DHA, EPA 등 '어유魚油'의 지방산은 건강에 매우 좋은 '최고의 기름'입니다.

이에 반해 트랜스지방산은 '최악의 기름'이라고 할 수 있습니다. 트랜스지방산이 인간에게 미치는 가장 큰 악영향은 '생활습관병을 악화'시킨다는 점입니다.

트랜스지방산을 섭취하면 이른바 '나쁜 콜레스테롤'로 불리는 LDL이 증가하고, 좋은 콜레스테롤로 불리는 HDL이 감소한다는 연구 결과도 있습니다.[10] LDL이 증가하거나 HDL이 감소하거나, 어느 쪽이든 진행되면 심근경색과 뇌경색의 위험이 커집니다.

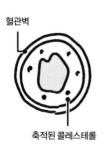

혈관벽

축적된 콜레스테롤

또, 하루에 섭취하는 에너지 중 2%를 트랜스지방산으로 섭취했더니, 심근경색 등 심장병에 걸릴 확률이 16% 증가했다는 연구 결과도 존재합니다.[11] 그 밖에도 당뇨병에 걸리기 쉬워지고,

치매가 생기기 쉬워지는 등 여러 유해성이 지적되고 있습니다.[12]

트랜스지방산은 마가린이나 쿠키나 도넛의 재료인 쇼트닝 등 패스트푸드에 포함되어 있는 경우가 많습니다.

트랜스지방산을 많이 함유한 식품

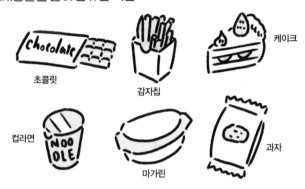

초콜릿

감자칩

케이크

컵라면

마가린

과자

마가린은 고가의 버터를 대체할 식품으로 처음에는 '인조버터'라는 이름으로 팔리다가 1952년부터 마가린으로 불리게 되었습니다. 동물유가 아닌 식물유로 만들어져서 버터보다 건강에 좋을 것 같다는 이미지로 급속히 보급되었지요. 하지만 마가린에 들어있는 트랜스지방산은 건강을 해치는 결과를 불러왔습니다.

이런 악평 속에서 일본에는 트랜스지방산을 줄이기 위해 애쓰는 마가린 제조사도 생겨나, 트랜스지방산의 양을 10분의 1로 줄인 제품을 선보이기도 했습니다.

⊙ 트랜스지방산 사용을 줄이기 위한 노력

앞서 언급한 바와 같이 트랜스지방산이 여러 측면에서 몸에 나쁘다는 것은 기정사실입니다.

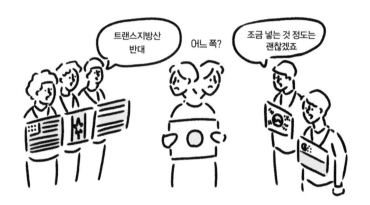

그래서 세계보건기구(WHO)는 2023년까지 식품에 포함된 트랜스지방산을 근절해야 한다고 선언했습니다. 그 방침에 따라 미국, 캐나다, 대만, 태국 등의 나라에서는 트랜스지방산의 사용을 금지하고, 한국과 싱가포르에서는 식품의 트랜스지방산 함유량 표시를 의무화하고 있습니다.

> ### 예방법
>
> - 절대 먹어서는 안 되는 음식이 많지는 않지만 트랜스지방산은 주의해야 한다.
> - 생활습관병 예방을 위해 트랜스지방산이 포함된 음식은 최대한 피한다.
> - 트랜스지방산을 줄이기 위해 노력하는 기업의 제품을 고른다.

무호흡 수면 중 산소 농도는 인공호흡기가 필요한 수준?

질병 중에는 뚜렷한 증상이 느껴져서 스스로 조기에 알아차리는 것도 있고, 몇몇 암처럼 체내에서 조용히 진행되다가 증상이 나타날 때는 이미 늦은 경우도 있으며, 다른 사람이 알려준 덕분에 알게 된 병도 있습니다. 그 대표적인 것이 '수면무호흡증'입니다. 이 병은 요란하게 코를 골거나, 자는 동안 호흡을 하지 않고 '무호흡'이 되는 것으로, 당사자는 그다지 괴로워하지 않는다는 것이 특징입니다.

코를 골 때 본인은 자고 있고, 가까이에 있는 사람이 수면을 방해받기 때문이지요. 무호흡 상태가 와도 본인은 의식이 없어 자각하지 못합니다.

일본에는 약 300만 명의 수면무호흡증 환자가 있다고 합니다 [국민건강보험공단 자료에 의하면 2022년 국내 수면장애 환자는 약 110만 명인 것으로 나타났다 – 옮긴이 주]. 하지만 실제로 치료를 받는 사람은 10분의 1인 30만 명 정도. 본인은 치료의 필요성을 못 느끼기 때문이지요.

낮이 되면 졸릴 때가 많지만, 본인은 밤에 잘 잔 듯한 기분이 들어서 '수면 중 무호흡'이라는 개념이 떠오르지 않습니다(수면무호흡증의 존재를 모르는 사람도 많고요). '푹 잤는데도 왜 낮이 되면 졸린 걸까?' '나이 탓인가?'라고 생각하기도 합니다.

　수면무호흡증이 무서운 병이라는 사실을 아는 사람은 많지 않습니다.

⟩ 다양하게 위험성이 커짐

무호흡증후군의 위험

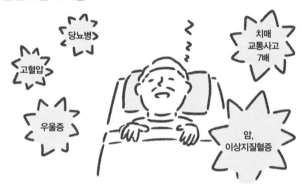

　우선 낮에 졸리기 때문에, 무호흡증이 있는 사람이 교통사고를 낼 확률은 그렇지 않은 사람에 비해 7배나 높다고 합니다.[13] 고혈압을 시작으로 생활습관병에 걸릴 확률도 높아지지요.[14]

　밤에 무호흡 증상이 계속되면 순간적으로 심장에서 내보내는 혈액량이 감소합니다. 그러면 몸을 활성화시키는 '교감신경'이 경고음을 울려 혈압이 오르게 되지요.

　그 밖에도 당뇨병[15], 이상지질혈증[16], 암, 우울증과 같은 질병 위험을 높인다는 연구 결과가 있습니다. 심근경색과 뇌경색으로까지 이어질 수 있는 위험 요소가 단번에 올라가는 것이지요.

마음에 짚이는 게 있는 분은 가능한 한 빨리 검사를 해보는 게 좋습니다.

비만인 사람은 무호흡 위험성이 그렇지 않은 사람보다 4배 정도 높습니다. 비만이거나, 심하게 코를 곤다는 소리를 들으면 수면의 구조와 효율을 평가하는 수면다원검사를 받아보세요. 여기서 수면무호흡의 위험성을 실감하기도 합니다.

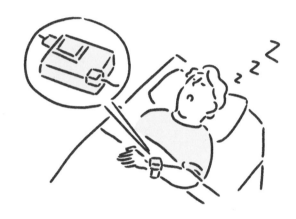

⟩ 수면다원검사

'산소포화도'로 불리는 지표가 있습니다. 혈액 속에 산소가 얼마나 차있는지를 보여주는 지표로, 무호흡 상태라면 산소를 받아들이지 못하기 때문에 이 수치가 점점 떨어지게 되어 있습니다.

참고로 정상적으로 생활할 때 이 수치는 거의 100으로(100점 만점) 유지됩니다. 가령 90 이하로 떨어지면 산소마스크로 산소를 투여하기도 하지요. 수면다원검사에서 다양한 요소를 측정하지만, 산소포화도 측정치가 특히 중요합니다. 수면 중 산소포화도 수치가 무려 70까지 떨어지는 사례는 드물지 않습니다.

이 70이라는 수치는 중증 폐렴 수준으로, 병원 현장에서는 산소 투여로 개선되지 않으면 인공호흡기를 써야 할 정도의 상태입니다. 물론 수면 중 무호흡 상태가 장기간 지속되는 것은 아닙니다. 하지만 자신도 모르게 중증 폐렴 수준으로 산소를 받아들이지 못하는 상태가 된다고 상상해 보면 무섭지 않습니까?

⊙ 코골이의 원리

이제 코골이의 원리에 대해 알아봅시다.

코골이는 코에서 목까지의 '상기도'라 불리는 구간 어딘가가 좁아져서 생기는 것으로, 좁은 곳을 공기가 통과하면 진동으로 소리가 나는 원리입니다.

우선 코부터 탐험해 봅시다. 코골이는 주로 코막힘과 비염, 또 코를 좌우로 나누는 칸막이인 비중격이 휘어져 있을 때 코골이가 생기는데, 염증으로 콧속 점막이 늘어져 버섯처럼 보이는 '코폴립Nasal Polyp'도 코골이를 유발하고, 목과 편도, 목젖이나 혀가 두껍고 큰 사람에게도 코골이가 생깁니다.

밖에서도 봅시다. 목 주위에 피하지방이 들러붙으면 기도를 압박하게 되지요. 그래서 비만이 되면 무호흡증에 걸리기 쉬워집니다.

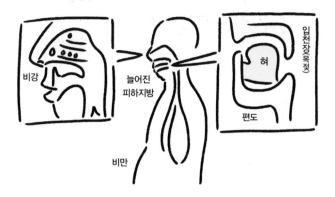

비강

늘어진
피하지방

비만

입천장(목젖)

허

편도

　하지만 비만이 아니어도, 아래턱이 작으면 코골이가 일어날
수 있습니다. 모델 체형의 날씬한 여성도 의외로 코골이에 시달
리는 경우가 종종 있지요.

　이런 코골이, 무호흡이 일어나는 원리를 이해하고, 그럴 가능
성이 있을 때는 수면다원검사를 받는 게 좋습니다.

예방법

- 비만인 사람은 체중감량을 통해 수면무호흡증을 개선하기도 한
다. 그러나 가족에게 '내가 시끄럽게 코를 골고, 숨이 멎을 때도
있다'는 말을 들었다면, 얼른 '호흡기내과'에서 상담을 받아보는
것이 좋다. 낮의 졸음도 주의할 것.

항생제를 계속 먹으면
어떻게 되나?

약을 투여하면 사람의 몸에 큰 변화가 생깁니다. 예를 들면 항생제가 그렇습니다.

감기 진료 때 환자 측에서 항생제를 원할 때가 많습니다. 기분은 이해할 수 있습니다. 악화된 몸 상태를 한시라도 빨리 되돌리고 싶다거나, 항생제 덕에 금방 나은 기억이 있다면 고민 없이 항생제 복용을 선택하겠지요.

'감기엔 항생제'라는 치료법이 상식으로 통했던 시절도 있었지만, 현대의 감기 원인은 80%가 '바이러스' 때문이라고 합니다.

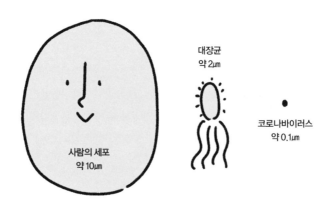

대장균
약 2㎛

코로나바이러스
약 0.1㎛

사람의 세포
약 10㎛

따라서 감기 치료에 항생제를 쓰는 빈도는 줄었다고 볼 수 있습니다. 항생제는 '세균'을 퇴치하는 약이고[의사들은 '항균제'라고 부를 때가 많다], 세균과 바이러스는 전혀 다른 생물이기 때문입니다. 그럼에도 불구하고 '10~20%가 세균 때문이면 일단 항생제를 먹어두는 게 낫지 않을까?'라는 의견도 있겠지요. 하지만 현대의 (성실한) 의사는 감기에 항생제 처방하기를 싫어합니다. 이유는, 항생제를 복용하면 몸속에 큰 변화가 생길 뿐 아니라, 생태계에까지 피해를 줄 가능성이 있기 때문입니다.

항생제가 이대로 계속 부주의하게 처방되면 어떻게 될까요? 이제 이 부분을 꼭 기억해 두시기 바랍니다.

⟩ 상재균이란?

우선 상재균常在菌 문제가 있습니다.

인간은 어떤 의미에서는 세균과 '공존'하고 있습니다. 피부 표면, 구강 안, 장 속 등 몸속 다양한 곳에 세균이 살고 있지요. 이것을 '상재균'이라고 부릅니다(110쪽 위암 이야기에 나오는 '파일로리균'도 위 속에 사는 균입니다). 상재균 중에는 인간에게 좋은 작용을 하는 균도 존재하는데, 대표적인 것이 바로 '장내세균'입니다.

장내세균의 대표격인 비피더스균이나 유산균은 '유익균'이라고도 불리며 장의 컨디션을 조절해 주는 역할을 합니다.

그렇다면 항생제를 꼭 필요하지 않은 데도 복용하면 어떻게 될까요?

항생제 종류에 따라 표적의 범위는 다릅니다만, 인간에게 좋

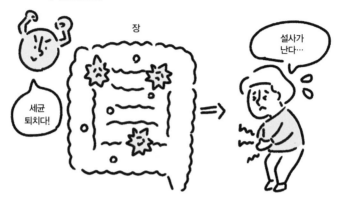

은 균과 나쁜 균의 차이를 판단할 수 있는 능력은 없습니다.

그래서 항생제를 계속 복용하면 유익균이 사멸하고 장내세균총(장내 미생물무리)이 손상돼, 설사 증상이 나타나기도 합니다.

뿐만 아니라 평화로운 장내 환경이 항생제에 손상되면, 다른 세균이 장내에서 날뛰게 됩니다. 그에 따라 장에 염증이 생기고, 열이 나고, 혈변까지 나올 수 있습니다. 이때의 염증을 의학용어로 '위막성 대장염' 또는 '가막성 대장염'이라고 합니다[장에 가짜 막을 형성하는 질환. 광범위한 항생제 사용에 따라 장내 미생물 균형이 무너진 자리에 '클로스트리듐 디피실Clostridium Difficile'이라는 균이 증식하고, 그 균이 배출한 독소가 장에 염증을 일으킨다 – 옮긴이 주]. 이런 폐해가 있기 때문에 항생제는 정말 필요한 질병에만 사용해야 합니다.

⊙ 항생제의 발견

항생제의 역사는 아직 100년 정도밖에 되지 않았습니다.

탄생은 1920년대 영국으로 거슬러 올라갑니다.

당시 영국에는 세균 연구를 하던 플레밍 박사라는 연구자가 있었습니다. 그는 날마다 세균배양을 하고 있었는데 어느 날 어떤 배지[미생물이나 동식물 조직을 배양하기 위한 영양소를 갖춘 환경 - 옮긴이 주]를 보니 한 면에 푸른곰팡이가 피어있었습니다. 그 주위에는 세균이 전혀 자라지 않고 있었고요.

'곰팡이의 성분과 이 현상에 어떤 관계가 있지 않을까?'라는 가설을 세운 플레밍 박사는 곰팡이 성분을 조사하기 시작했습니다.

그리고 푸른곰팡이의 '페니실린'이라는 성분이 포도상구균이라는 세균의 성장을 억제하는 것을 발견했습니다. 이 위대한 발견으로 항생제 '페니실린'이 탄생했고, 이것으로 수많은 사람의 생명을 구하게 되었습니다.

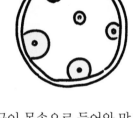

당시에는 전투 중에 입은 상처로 세균이 몸속으로 들어와 많은 병사들이 목숨을 잃었습니다. 하지만 페니실린의 등장으로 상황이 극적으로 바뀌었지요. 제2차 세계대전에서 연합군이 독일군을 공격한 노르망디상륙작전에서는 감염증으로 인한 사망자가 격감했습니다.

페니실린 발견 후 항생제 연구는 계속 발전했습니다. 이전에는 불치병이라 불렸던 결핵도 '스트렙토마이신'이라는 항생제로 치료가 가능한 병이 되어 결핵환자 수가 급격히 줄어들었습니다.

이와 같이 항생제가 인류의 고귀한 생명을 많이 구한 위대한 발명품임에는 의심의 여지가 없습니다. 하지만 항생제가 일반적으로 널리 보급된 오늘날에는 항생제의 부정적 측면도 주시할 수밖에 없습니다. 그것이 '내성균'의 출현입니다.

⊘ 내성균의 출현

동물의 세계처럼 세균의 세계도 약육강식이고 살아남기 위해 필사적입니다. 그리고 세균계는 약 100년 전 인류에 의해 탄생한 천적인 항생제 때문에 생존의 위기에 처했습니다.

변화를 요구받은 세균들. 항생제의 폭격으로부터 살아남은 세균 사이에서는, 항생제의 성질을 파악해 공격을 회피할 수 있는 '내성'을 갖춘 개체가 출현했습니다. 이것이 '내성균'의 정체입니다.

이런 내성균에 대항하기 위해 인류는 또다시 내성균을 퇴치할 수 있는 항생제를 개발합니다. 그럴수록 세균은 더욱 변이를 일

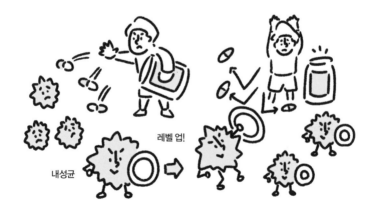

레벨 업!

내성균

으켜 새로운 항생제에 대한 내성을 익히고, 결국 이렇게 쳇바퀴 도는 상황이 계속되는 것이지요.

⟩ 암보다 무서운 '악마의 내성균'

하지만 항생제가 듣지 않는 내성균이 출현하고, 그 세균이 전 세계적으로 유행한다면 어떻게 될까요?

비슷한 사례를 우리는 최근 경험한 바 있습니다. 맞습니다. 바로, 신종 코로나바이러스의 등장입니다. 코로나 감염자가 발생했을 때, 그땐 확립된 치료법도, 바이러스를 퇴치할 약도 없어 현장에 혼란이 빚어졌지요.

이제 내성균 문제도 신종 코로나바이러스 때와 마찬가지, 혹은 그 이상의 대참사로 이어질 수 있습니다. 현재 병원 현장에서는 여러 수단을 동원해도 나아지지 않는 환자에게 '항생제 최종 병기'로 불리는 '카바페넴Carbapenem'계 항생제를 투여합니다.

하지만 이 최종 병기 항생제에도 내성을 지녀 항생제 효과가 나지 않는 세균이 출현하고 있다고, 미국 질병통제예방센터(CDC)가 경고했습니다. 즉, 언제 '악마의 내성균'에 의한 비극이 일어날지 알 수 없다는 의미입니다.

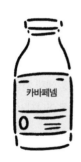

현재 속도로 내성균이 계속 증가하면, 2050년에는 약 천만 명이 사망할 것으로 예상됩니다. 이 수치는 지금의 암 사망자 수를

넘는다고 하니 결코 간과할 수 없는 부분입니다.

수많은 인류의 생명을 구한 항생제. 하지만 오늘날은 그 항생제의 영향으로 세균의 역습을 받게 되었습니다.

우리가 '내성균 팬데믹[전염병이 전 세계적으로 유행하는 현상 - 옮긴이 주]'을 피하려면 환자는 내성균에 대해 바르게 이해하고 항생제를 지나치게 복용하지 않아야 합니다. 의사도 함부로 항생제 처방을 남발해서는 안 됩니다.

'감기에 항생제'라는 틀에 박힌 처방을 하는 구태의연한 의사도 있습니다. 하지만 이는 시대에 뒤떨어진, 유해한 의료 행위입니다.

신종 코로나바이러스의 영향으로 감염병에 대한 관심이 높아진 지금, 내성균에 대한 지식도 널리 알려지길 바랍니다.

예방법

- 감기로 병원에 가서 무턱대고 항생제 처방을 요구하지 않는다.
- 항생제 처방을 남발하는 의사는 '돌팔이'일 가능성이 크다(예방법은 아니지만 주의하시길).

암을 유발하는 바이러스들

암은 주로 유전이나 나쁜 생활 습관에 의해 발생합니다.

하지만 암이 '감염'되기도 한다는 것은 그다지 알려지지 않은 사실입니다. 게다가 암 4건당 1건은 이 '감염증'으로 인해 생깁니다.

감염증이라는 말을 들으면 어쩐지 감기나 위장염, 혹은 신종 코로나처럼 '갑자기 걸려서, 단기간에 낫는' 유형이 떠오르기 쉽습니다. 하지만 명확한 증상으로 자신의 존재를 드러내지 않고, 조용히 장기에 해를 끼치는 감염증도 존재합니다.

감염과 암	
바이러스·세균	암의 종류
B형·C형 간염바이러스	간암
헬리코박터 파일로리균	위암
인체유두종바이러스(HPV)	자궁경부암·중인두암·항문암·음경암
사람T세포백혈병바이러스-1형(HTLV-1) (또는 사람T세포림프친화성바이러스-1형)	성인T세포백혈병·림프종

⊙ 위암의 원인인 파일로리균

위암의 원인 중 대표적인 것이 파일로리균입니다.

파일로리균은 비위생적인 물을 마시거나 했을 때 생기는 균인데, 성가시게도 이 파일로리균은 식도를 통과해 위에 도달한 뒤, 강력한 위산을 뒤집어써도 그 위산을 중화시킵니다. 그리고 태연히 위 속에서 생활하지요.

요즘은 위생 환경이 개선돼 젊은 사람들이 병에 걸리는 비율은 현저히 낮아졌습니다. 하지만 예전에는 우물물과 같은 오염된 물을 마시다 보니 몸속에 파일로리균이 침투해 그대로 자리 잡는 경우가 많았습니다. 그리고 제멋대로 위벽에 병원성[감염을 통해 질병을 일으킬 수 있는 성질 – 옮긴이 주]을 지닌 단백질을 투입해 위암을 일으키기도 하지요. 그렇다고 '절대 악' 같은 존재는 아닙니다. 파일로리균을 제균[균을 제거하는 치료]하면 역류성 식도염[위산이 역

파일로리균과 위암

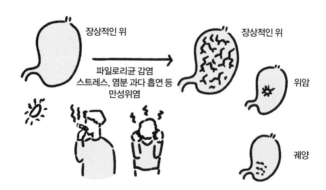

110

류해 식도가 손상되고 염증이 생김]에 걸리기 쉬워지거나, 아토피성피부염이 악화되기도 합니다. 거처를 제공받는 만큼의 보답은 하고 있다는 뜻일까요? 무엇보다 '파일로리균을 없애도 위가 손상된 뒤에는 의미가 없다'는 설도 있어서 '파일로리균을 없애는 것이 반드시 좋다'라고 말할 수는 없습니다. 하지만 파일로리균 제균을 통해 위암 위험이 줄어들었다는 논문[미국 퇴역 군인 37만 명을 대상으로 한 연구][17]도 존재하니, 개인적으로는 위암 위험을 높이는 균이 위에 살고 있다면 그대로 남겨두시라고 할 마음은 들지 않습니다.

⊘ 성행위로 전염되는 바이러스

또 성행위를 통해 전염되는 인체유두종바이러스(HPV)와 간염바이러스도 암을 유발하는 대표적인 감염증입니다. 성행위는 신체의 점막과 점막을 접촉시키는 행위이니 당연히 감염 위험이 높을 수밖에 없습니다. 그렇기에 '성병性病(성매개감염병)'으로 분류되는 병은 매독, 클라미디아, 임질 등 종류가 많고 다양합니다.

에이즈AIDS와 함께 인체유두종바이러스(HPV)와 간염바이러스는 특히 주의해야 합니다. 인체유두종바이러스(HPV)는 성행위를 통해 생식기에 정착해 자궁경부암의 원인이 되는 것으로 유명한 바이러스입니다.

인체유두종바이러스(HPV) 감염 가능성이 있는 부위

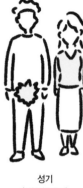

성기
(성행위를 통해)

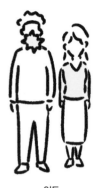

인두
(구강 성행위를 통해)

예방법

- 위암 예방법

  파일로리균 검사는 혈액검사, 소변검사에서도 가능. 한번 확인을 하고 양성이면 제균을 추천한다.

  일본인 약 4만 명을 대상으로 한 연구에 따르면 성게나 연어알 등 '생선알'을 비롯한 소금 과식이 위암 위험을 높인다고 한다.[18] 식염을 너무 많이 섭취하지 않도록 주의한다.

- 자궁경부암 예방법

  2년에 한 번 자궁 세포 검사[질경을 삽입하고 자궁경부에 면봉을 넣어 세포를 채취한 뒤 특수 염색을 거쳐 암세포 유무를 확인하는 검사 – 옮긴이 주]로 자궁경부암 검진을 받는다.

  HPV 백신은 어릴 때 접종하는 것이 바람직하지만 접종하지 않은 사람은 45세까지 효과가 있다고 하므로 상황에 따라 접종을 검토한다.

- 구강 성행위를 통해 인두나 음경에 감염되기도 하니, 남성의 백신접종도 권장한다.

ⓥ 간염바이러스

간염바이러스는 감염자와의 음식물 공유, 혈액 접촉, 성행위 등을 통해 감염될 수 있습니다. 간염바이러스는 간에 들어가 본인이 알아차리지 못하는 사이에 염증을 일으킵니다. 염증 자리는 마치 딱지나 불탄 자국처럼 바뀌어서 간으로서의 기능을 상실하고 암이 발생하는 토대를 형성합니다(만성간염). 황폐해진 간에는 암이 생기기 쉬운 것이지요.

간은 '침묵의 장기'로 불릴 정도로 증상이 잘 나타나지 않습니다. 10년, 20년에 걸쳐 조용히 염증의 불씨를 지피고 있으므로 더욱 주의를 기울여야 합니다.

예방법

- 간염바이러스 검사로 조기 발견
  암의 발병 원인은 유전, 운동 습관, 생활 습관 등 다양한 요소가 복잡하게 얽혀있어 개인차가 크다. 하지만 간암을 유발하는 바이러스성 간염은 검사로 확실하게 파악할 수 있어 간암을 조기 발견하는 데 도움이 된다. 그러므로 중년에 접어들면 간염바이러스 검사를 받아보는 것이 좋다.

암이 생기는 이유는?

일본에서는 2명 중 1명이 암에 걸리고, 3명 중 1명이 암으로 사망한다고 합니다[통계청 자료에 따르면 2022년 국내 사망자 가운데 암으로 사망한 사람은 83,378명으로 전체 사망 중 22.4%를 차지하는 것으로 나타났다 - 옮긴이 주]. 중장년이 되면 지인이나 또래 연예인이 암에 걸렸다는 소식을 듣는 일이 잦아집니다.

사람의 몸에서는 매일 새로운 세포가 만들어지고 오래된 세포는 사멸합니다. 이 책을 읽고 있는 지금도 여러분의 몸은 현재진행형으로 신진대사[영양소를 흡수·분해해 에너지를 만들고 남은 물질을 배출하는 전체 과정 - 옮긴이 주]를 반복하고 있습니다. 그리고 세포는 분열할 때 DNA를 복제합니다. 복제하는 과정에서 실패할 때가

암의 진행 과정

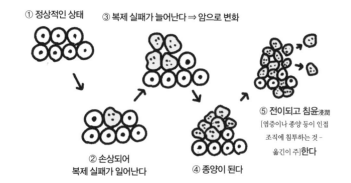

① 정상적인 상태
③ 복제 실패가 늘어난다 ⇒ 암으로 변화
② 손상되어 복제 실패가 일어난다
④ 종양이 된다
⑤ 전이되고 침윤浸潤[염증이나 종양 등이 인접 조직에 침투하는 것 - 옮긴이 주]한다

있는데, 그럴 때 암세포가 생기는 것입니다.

면역세포는 이런 과정을 감시하고 있다가 암세포가 만들어지면 처분합니다. 하지만 나이가 들면 면역세포의 힘도 약해집니다. 이것이 중장년이 되면 암에 걸리는 사람이 늘어나는 원인입니다.

⟩ 암에 걸리는 이유

'왜 암에 걸리느냐'는 질문에 대한 답은 다양합니다. 암이 생기는 부위에 따라 영향을 주는 요소도 각각 다릅니다.

피부암이라면 과한 자외선 자극에 의해 발생했을 가능성이 높습니다. 호흡과 관련된 폐암은 담배 연기로 인한 위험이 크고, 음식물이 통과하는 대장의 암이면 붉은 살코기 등 서구화된 식생활 탓이 큽니다. 각각의 장기와 관련된 나쁜 생활 습관이 암 발생 위험을 높입니다.

그중에서도 특히, 담배는 수많은 암을 유발합니다. 담배에 포함된 유해 물질은 폐뿐 아니라 혈액을 타고 전신을 돌아, DNA를 손상시키고 다양한 암 발생 가능성을 높입니다.

⟩ 유전에 의한 암이란?

'암 가족력'이라는 표현이 있듯이 암에는 유전 요소도 있습니다. 하지만 유전에 의한 '가족성 종양'은 암 전체에서 5~10%로 높은 비율은 아닙니다.

유전적으로 암 발병 확률이 높은 사람도 있지만, 우리가 할 수 있는 일은 생활 습관을 고쳐서 '암에 잘 걸리지 않는 몸'을 만드는 것입니다. 그리고 암 검진을 받아, 암을 조기에 발견하도록 하는 것이지요.

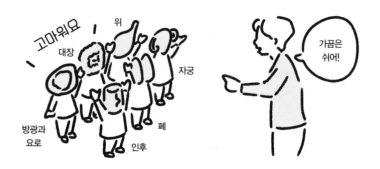

암 예방을 위한 마음가짐도 있습니다. 각 장기가 평소에 하는 일을 인식하고, 각 장기의 노고를 덜어주세요.

예방법

- 의식하지 못할 때가 대부분이지만, 우리 몸속에서는 장기들이 매일 끊임없이 활동하고 있다. 폭음, 폭식을 하면 인슐린을 방출하는 췌장과 대장에 부담을 준다. 뜨겁거나 짠 것을 너무 많이 먹으면 지나가는 식도나 위가 손상된다. 흡연을 하면 연기가 통과하는 인후(목구멍)와 폐가 상한다.
- '묵묵히 자신의 내장을 소중히 여긴다'는 사고방식을 받아들여야 한다. 평소 질병 예방을 의식하지 않고 살아온 사람에게 특히 필요한 일이다.

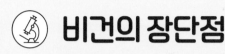

비건의 장단점

요즘 화제가 되고 있는 '비건Vegan'.

'비건'이란 1944년 영국 비건협회의 설립과 동시에 생겨난 말로 '완전 채식주의자', 즉 채소만 먹는 사람을 뜻합니다.

채식주의는 비건보다 범위가 큰 개념입니다. 채소류 외에 유제품도 먹는 '락토Lacto 채식주의자', 채소류 외에 달걀도 먹는 '오보Ovo 채식주의자' 등을 모두 포함하는 말이지요.

비건이 되는 사람은 동물 학대와 그와 연결된 인간의 식생활, 사회 구조에 문제의식을 지니고, 지구환경을 개선한다는 의식을 가진 사람들이 많습니다.

그렇기 때문에 건강에 좋다, 나쁘다는 점만으로 비건의 옳고 그름을 말하는 것은 적절하지 않습니다. 여기서 비건을 부정하고 싶은 마음은 전혀 없습니다. 다만, 인간이 채소만으로 식생활을 영위할 경우, 예방의학이나 영양학적 관점에서 우리 몸에 어떤 영향을 끼치는지는 모든 사람이 알아두는 것이 좋겠지요.

많은 사람들이 육류와 생선을 먹고, 유제품·발효식품·달걀·백미 등 다양한 식생활을 즐기고 있습니다. 이와 달리 날마다 채소만 먹는 사람의 몸속은 어떨까요?

비건은 채식주의의 한 유형

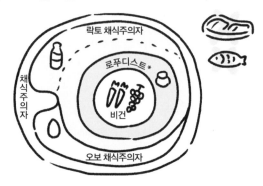

* 로푸디스트Raw Foodist: 조리나 가공되지 않은 음식만 먹는 채식주의자 – 옮긴이 주

⟩ 채소에는 거의 포함되어 있지 않은 '비타민D'

우선 비타민에 대해 생각해 봅시다.

채소에는 비타민A, 비타민C 등의 비타민이나 칼륨 등 미네랄이 풍부하게 함유되어 있습니다. 그래서 얼핏 보면 문제없을 것 같지만 채소에는 거의 들어있지 않은 비타민이 존재합니다. 그것이 바로 '비타민D'입니다.

비타민D는 장에서 칼륨의 흡수를 돕는 역할을 하는데, 비타민D가 부족하면 칼륨을 제대로 흡수하지 못해 뼈가 약해지고 '골다공증'에 걸릴 위험성이 커집니다. 이 비타민D를 채소로 섭취하는 건 거의 불가능하기 때문에 비건 생활을 계속하면 뼈가 쉽게 골절될 위험이 있습니다.

일반적으로 비타민D는 연어나 참치 등 어패류, 달걀 등에 많이 함유되어 있습니다. 비건은 섭취하지 않는 식품들이지요. 그래서 채식주의자들에게 좋은 것이 버섯입니다.

목이버섯이나 표고버섯 같은 버섯류에는 비타민D가 풍부하게 들어있습니다. 버섯을 채소에 포함시킬 수 있는지는 논의의 여지가 있지만, 비건의 원칙에서 대체로 허용 가능하지 않을까 싶습니다. 또, 비타민D 보충제도 가볍게 섭취할 수 있다는 의미에서는 선택지에 들어갈 것입니다.

비타민D를 섭취할 수 있는 주된 식재료

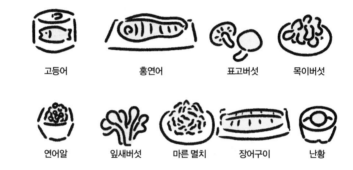

고등어　　　홍연어　　　표고버섯　　목이버섯

연어알　　잎새버섯　　마른 멸치　　장어구이　　난황

예방법

- 비타민D는 생선이나 달걀, 버섯 등에서 섭취한다.
- 푸른 채소만 섭취하면 비타민D 결핍 우려가 있으니 주의한다.

⟩ 헴철 부족이 우려된다

다음으로 비건에게 결핍이 되기 쉬운 영양소는 '철분'입니다.

철분은 두 종류로 나뉩니다. '헴철'과 '비헴철'. '헴'은 혈액을 붉게 하는 물질이며 헤모글로빈(Hb)[척추동물의 적혈구에서 많이 발견되는 색소 단백질 – 옮긴이 주]의 주요 성분입니다. 주로 붉은 살 생선이나 육류에 많이 들어있지요. 안타깝게도 붉은 피망에는 헴철이 들어있지 않기 때문에 비건으로서는 헴철 섭취가 상당히 어렵습니다. 채소에 포함된 철분은 비헴철이 대부분이지요. 헴철은 몸에 잘 흡수되지만, 비헴철만으로는 철분을 충분히 섭취할 수 없습니다.

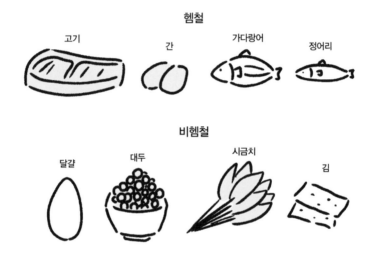

헴철

고기　　　　간　　　　가다랑어　　　정어리

비헴철

달걀　　　대두　　　　시금치　　　　김

　특히 여성은 철분 부족으로 인해 '철 결핍성 빈혈(68쪽 참조)'이라는 빈혈에 걸리기 쉽습니다. 공연히 얼음을 먹게 되는 '빙식증'이 생기거나, 머리카락과 피부가 건조하고 푸석해지는 증상이 나타나기도 합니다. 비건 생활을 하며 점점 머리카락과 피부가 건조해지는 것을 느낀다면 철분 부족 때문일 수 있습니다. 만약 생선과 고기 섭취가 곤란하다면 '철분 보충제'를 이용하는 방법도 있습니다.

예방법

- 철분 중에도 '헴철'을 섭취하는 것이 중요하다.
- 생선이나 고기를 통한 섭취가 어려울 경우 보충제 이용을 생각해 보자.

⑦ 동물성보다 식물성 단백질이 건강에 좋다

단백질도 중요합니다.

단백질을 충분하게 섭취하지 않으면 우리 몸은 근육을 분해해 단백질을 사용합니다.

대부분의 사람들은 고기와 생선, 달걀, 유제품과 같은 동물성 식품에서 단백질을 섭취합니다. 하지만 비건의 경우 이런 섭취가 어렵기 때문에 '대두 제품'을 통해 단백질을 보충합니다. 흰쌀과 견과류에서도 섭취할 수 있지요.

단백질은 붉은 살코기에서 섭취할 수 있는 동물성 단백질과 대두 제품 등에서 섭취할 수 있는 식물성 단백질이 있는데, 건강을 위해서는 식물성 단백질을 섭취하는 것이 좋습니다. 동물성 단백질을 과다 섭취하니 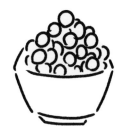 사망률이 올라갔고, 식물성 단백질은 사망률이 내려갔다는 연구 결과도 존재합니다.[19]

예방법

• 몸을 구성하는 단백질을 보충하기 위해, 단백질을 풍부하게 함유한 대두, 흰쌀, 견과류를 섭취하는 것이 좋다.

이처럼 비건 생활에는 장단점이 있습니다. 비타민D, 철분처럼 섭취하기 어려운 성분도 있어, 예방의학적으로는 장기적으로 지속할 때 건강을 해칠 위험이 큽니다.

비건 생활을 지속하려면, 섭취하기 힘든 영양소에 대해 남들보다 더 주의를 기울여야 합니다.

병석에 누울 위험성이 커지는 근감소증

'근육은 헬스를 좋아하는 사람에게나 의미가 있고, 특히 여성에게는 근육이 필요 없다'고 생각하는 사람이 적지 않습니다. 하지만 근육은 건강을 위해 매우 중요한 요소입니다. 근육이 너무 적은 것도 오늘날은 질병으로 인정하지요.

사람은 아무 것도 하지 않으면 나이를 먹을수록 근육섬유[근조직을 구성하는 가늘고 긴 섬유 모양의 구조 – 옮긴이 주]가 위축되고, 근육량이 줄어듭니다. 나이가 들수록 온몸의 근력이 줄어드는 것을 의학용어로 '근감소증Sarcopenia'이라 부릅니다.

일본에서 약 2천 명의 고령자를 대상으로 한 연구에서 남성은 11%, 여성은 17%가 근감소증에 해당하는 상태로 나타났습니다

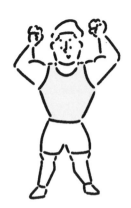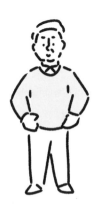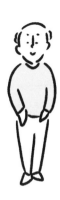

[질병관리청 조사 결과에 따르면 2022년 우리나라 65세이상 근감소증 유병률은 남자 6.6%, 여자 9.2%로 나타났다 – 옮긴이 주]. 근감소증이 생기면 사망하거나 돌봄 대상이 될 확률도 커지니 결코 가볍게 넘길 일이 아닙니다.[20]

고령자에게 입원은 드문 일이 아닙니다. 입원 중에는 몸을 움직일 기회가 급감하기 때문에 근육량도 떨어집니다. 이탈리아의 한 연구에서는 열흘 간 입원한 환자 중 15%가 근감소증이 생겼다는 보고도 있습니다.[21]

만일을 대비해 탄탄하게 근육을 길러두는 '근육 저축'이 필요합니다. 특히 고령자는 나이가 듦에 따라 근육이 저하하는 것 막기 위한 대책을 세워야 합니다.

예방법

- '어느 근육부터 단련해야 하는가'라고 묻는다면 우선 '넙다리네갈래근[허벅지 앞쪽 근육 – 옮긴이 주]'부터. 넙다리네갈래근은 인간의 근육 중 가장 큰 근육이라서 작은 근육, 예를 들어 팔 근육을 단련하는 것보다 훨씬 가성비가 좋다.
또 다리 근육을 키우면 몸의 균형이 유지되어, 넘어지는 걸 예방할 수 있다.
- 스쿼트Squat[발을 벌리고 서서 엉덩이를 낮췄다가 올리는 근력운동 – 옮긴이 주]나 런지Lunge[선 자세에서 한쪽 무릎을 구부려 허벅지를 지면과 평행하게 하고, 뒤쪽 다리 무릎은 바닥을 향하게 내렸다가 올리는 근력운동 – 옮긴이 주] 같은 트레이닝은 집에서도 할 수 있다. 가능한 범위에서 행하면 된다.

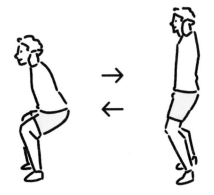

⟩ 근육은 당을 저장한다

또한 근육은 당뇨병과도 관계가 깊습니다. 왜냐하면 근육은 음식물에 포함된 포도당을 근육 안으로 받아들여 혈당치를 조절하며, 동시에 '글리코겐'으로 저장까지 하기 때문입니다.

근육의 이러한 효능은 비교적 알려지지 않았습니다. 운동 부족이 되거나 근육량이 줄어들면 포도당을 흡수하는 힘도 떨어집니다. 혈당치를 낮춰주는 호르몬인 인슐린도 효과가 없어집니다.

근육질이 될 필요까지는 없지만, 근육을 확실히 움직여 주고 적당한 자극을 주는 것이 건강을 위해 매우 중요합니다.

갑상샘 호르몬의 기능

혈액은 다양한 정보를 우리에게 전달합니다. 몸속 상태를 농밀하게 반영하는 보물 같은 정보가 담겨 있습니다. 건강검진 혈액검사 항목을 휙 보기만 해도 간, 신장의 기능, 빈혈 유무 등 온갖 몸속 상황을 확인할 수 있지요.

그리고 건강검진의 일반적인 검사 항목은 아니지만, 매우 유용한 정보도 확인할 수 있습니다. 예를 들면 갑상샘 호르몬에 대한 것입니다. 혈액검사에서는 'T3' 'T4' 항목으로 나옵니다.

지금까지 측정해 본 적 없거나, 본 적조차 없는 분들도 있을지도 모릅니다. 특별한 증상이 없으면 굳이 검사할 필요는 없습니다. 하지만 이번 기회에 '갑상샘'이라는 장기에 대해 알아두면 좋을 듯합니다.

갑상샘은 목구멍 안쪽에 자리하고 있습니다. 리본 모양을 한, 15g 정도의 작은 장기로 존재감은 약하지만 우리 몸에서 중요한 역할을 담당합니다. 갑상샘 호르몬을 생산하는 공장 역할을 하지요.

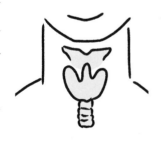

갑상샘 호르몬은 세포의 신진대사를 활발하게 하고, 심장과

위를 활성화시킵니다. 어린이 발육에도 필수적인 호르몬이지요.

갑상샘에서는 음식물에 함유된 '아이오딘Iodine(요오드)'을 원료로 갑상샘 호르몬을 만드는데, 아이오딘은 해초에 많이 들어 있습니다. 이 갑상샘의 활동에 의해 우리 몸은 활발해지기도 하고, 원기를 잃을 수도 있습니다.

⟩ 갑상샘 질환이란?

'바제도병Basedow's Disease'이라는 질병을 알고 계신가요? 이 병은 자신의 항체가 갑상샘을 계속 자극해 갑상샘이 활성화되는 병입니다.

자극받은 갑상샘은 호르몬을 과잉 생산해 땀이 많이 나고, 가슴이 두근거리고, 홍조와 열감이 나타납니다. 갱년기증상과도 비슷해 병원에 '굳이 가야 하나' 하고 망설이는 사람도 있습니다. 또 그와 반대로, 우울증 같은 증상인데 혈액검사로 원인을 찾아보니 갑상샘 질환으로 밝혀지기도 합니다.

이것이 '하시모토병Hashimoto's Disease' 또는 '하시모토 갑상샘염'입니다. 하시모토병은 바제도병과는 반대로 자신의 면역기능이 갑상샘을 공격해 호르몬 생산량이 줄어드는 병입니다.

하시모토병이 생기면 전신의 기운이 빠지고, 변비나 체중증가, 부종 같은 증상이 나타납니다. 의욕이 저하되어 쉽게 지치거나 기분이 울적해져 마치 우울증과 같은 증상을 보입니다.

늘 기운이 없어서 우울증인가 하다가, 혈액검사를 해보니 갑

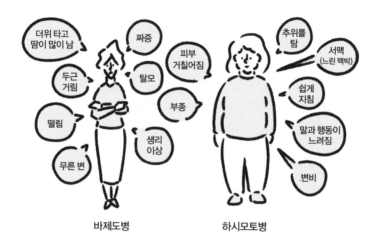

바제도병   하시모토병

상샘 호르몬 수치가 떨어져 있고 하시모토병이라고 진단받는 일이 드물지 않습니다. 기운이 없고 울적한 것이 늘 기분 문제인 건 아니라는 얘기입니다.

평소에는 거기까지 의식할 필요는 없지만, 생활하면서 어쩐지 균형이 깨진 것 같다면 이 갑상샘이라는 장기를 떠올리고, 혈액 검사를 통해 호르몬 상태를 확인해 보면 좋겠습니다.

예방법

- 갑상샘은 몸의 균형을 조절하는 매우 작지만 중요한 장기이다. 혹시 신경 쓰이는 증상(부종, 두근거림, 화끈거림, 기분 저하, 탈모 등)이 있으면, 건강검진 시 추가로 갑상샘 호르몬 검사를 받도록 하자.
- 다시마나 미역, 김 등 해조류에 특히 많이 함유된 '아이오딘'을 너무 많이 먹으면 오히려 갑상샘 기능이 저하될 수 있으니 과잉 섭취는 금물이다.

고혈압은 왜
방치하면 안 되는가?

'혈압 158/83'

이 수치가 건강검진 결과지에 적혀있다면 어떤 생각이 들 것 같으신가요?

'혈압이 올랐으니 얼른 생활 습관 대책을 세워야지!'라고 생각하고, 실천에 옮겨 유지할 수 있는 사람은 아마 많지 않을 것입니다.

숫자를 본 순간에는 '결국 혈압이 올랐구나. 이제 뭔가를 해야겠는데…'라는 생각이 한순간 머리를 스치지만, 며칠 지나면 검진 결과 따위는 잊고 사는 사람이 많습니다. 나는 해당 사항이 없다고 생각하신다면, 작년 건강검진 결과에서 지적된 항목에 대해 대응 계획을 세우고 시행했는지 돌아보시기를.

물론 건강계획을 세워 잘 지키는 분도 계시겠지만 직장인들을 접해보니 그런 분들은 매우 드문 것으로 보입니다.

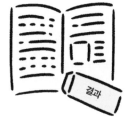

건강검진은 1년에 한 번이기도 하고, 결과를 잊는 것도 어떻게 보면 자연스러운 일입니다. 하지만 혈압 수치가 180을 넘어

고혈압인데도, '아무 증상이 없으니 괜찮겠지'라며 신경 쓰지 않고 배짱을 부리는 사람도 있습니다.

하지만 이것 한 가지는 꼭 기억해 두시면 좋겠습니다. '고혈압=혈관 속 압력이 높다'고 해서 증상이 바로 나타나는 것은 아니라는 것을. 증상이 나타난다면 혈압 200을 넘어 뇌가 붓고 이미 혼수상태가 될 가능성이 높습니다. 의사들이 고혈압을 '조심해야 한다'고 끈질기게 말하는 이유가 여기에 있습니다. 마치 시한폭탄을 안고 있는 것과 마찬가지이기 때문이지요.

⊙ 고혈압에서 모든 것이 시작된다

고혈압을 방치하면 혈관 안쪽 벽이 점점 손상돼 동맥경화가 진행됩니다. 그리고 심근경색, 뇌출혈, 대동맥박리大動脈剝離·Aortic Dissection[대동맥 혈관벽이 찢어져 발생하는 질환. 대동맥해리大動脈解離라고도 한다 - 옮긴이 주], 대동맥류 파열大動脈瘤破裂·Aortic Aneurysm Rupture[대동맥류는 대동맥 일부가 정상 크기보다 커지는 현상이며, 해당 부위가 터지는 것을 대동맥류 파열이라고 한다. 이는 대량 출혈을 일으켜 사망 위험이 높다 - 옮긴이 주]과 같은 생명과 관련된 중대한 질병의 도화선이 될 수 있습니다.

고혈압 자체는 무증상일 때가 많지만, 고혈압으로 인해 걸리는 병은 생명에 지장을 주는 병이 대부분입니다. 혈관은 심장에서부터 폐, 신장, 간, 뇌 등 모든 장기를 연결하고 있습니다. '혈압을 조절하고, 혈관이 굳지 않도록 보호하는 것'은 예방의학의 기본이자, 가장 중요한 사항입니다.

고혈압으로 인해 생기는 질병

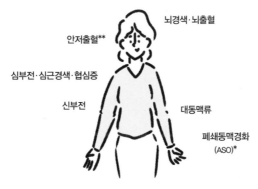

뇌경색·뇌출혈

안저출혈**

심부전·심근경색·협심증

신부전

대동맥류

폐쇄동맥경화
(ASO)*

* 폐쇄동맥경화(ASO): 동맥에 지질이 쌓여 혈액 공급을 방해한다. 하지에 피가 통하지 않아 괴사가 일어날 수 있다 – 옮긴이 주

** 안저출혈眼底出血: 눈의 망막이나 유리체 등에 생기는 출혈 – 옮긴이 주

예방법

- 식사에 신경 쓰는 것이 제일이다. 염분을 1일 6g 미만으로 줄인 저염식이 고혈압용 식사의 표준이다. 다만 최근에는 DASH 식단Dietary Approaches to Stop Hypertension[고혈압을 막는 식사 방법]이 좋다고 한다.[22] 칼륨(포타슘), 칼슘, 마그네슘 등 미네랄과 식이

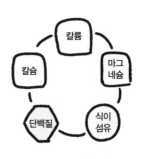

섬유, 단백질을 늘려 몸에서 여분의 염분 배출을 유도하는 효과가 있다. 그리고 정기적으로 무리가 가지 않은 적절한 운동을 계속하는 것이다.

나이가 들수록 커지기 쉬운 전립샘

나이가 들어 노년기에 가까워지면 남성은 유난히 자다가 요의를 느끼는 일이 잦아집니다. 아시는 분이 많겠지만, 이것은 대부분 '전립샘(전립선)'이라는 장기의 영향 때문입니다.

보통 전립샘의 문제를 젊을 때부터 의식하는 일은 없을 것입니다. 전립샘 자체도 정액 일부를 만드는 기능을 하니 필요하긴 하지만 그렇게 인상적인 일을 하는 장기는 아니지요. 하지만 나이가 들면서 존재감을 드러냅니다. '나이가 들수록 커지기 쉬운(비대해지기 쉬운)' 특성 때문이지요. 전립샘은 소변을 몸 밖으로 배출하는 요도의 양옆에 위치한 밤알만 한 크기의 장기입니다. 정상적일 때는 특별히 나쁜 영향을 미치지 않지만, 노화 등의 영향으로 비대해지면 요도를 압박하고 자극하기 시작합니다. 그렇게 전립샘비대증이 되면,

- 소변의 기세가 약해진다.
- 야간빈뇨[야간에 배뇨 횟수가 비정상적으로 증가하는 것 - 옮긴이 주] 가 생긴다.
- 평소에도 요의가 자주 느껴진다.

이런 증상이 나타납니다.

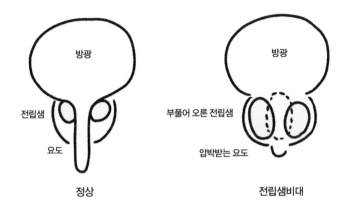

방광

방광

전립샘

부풀어 오른 전립샘

요도

압박받는 요도

정상

전립샘비대

전립샘비대증은 노화현상이라고 해도 무리가 없습니다. 60세가 넘으면 2명 중 1명이 이 전립샘비대증에 걸려있다고 합니다.

전립샘은 바깥쪽의 외샘과 안쪽의 내샘으로 나뉩니다. 전립샘비대는 주로 내샘이 비대해지는 것입니다. 반대로 전립샘암은 외샘에 잘 생기기 때문에 요도를 압박해 증상을 일으키는 경우는 적습니다. 증상이 나타날 무렵엔 이미 암이 진행되고 있다고 볼 수 있고요.

가족 중 전립샘 질환자가 있는 사람에게는 안타까운 일이지만, 전립샘비대도 전립샘암도, 유전의 영향이 있습니다. 예를 들어 아버지가 전립샘비대증 수술 경험이 있다면 3.5배, 형제에게 수술 경험이 있는 경우에는 6.1배 비대증에 걸리기 쉽다는 자료가 있을 정도입니다.[23]

생활습관병과 연관이 깊다는 이야기도 있습니다.

생활습관병의 대표격인 고혈압, 비만, 당뇨병 등은 교감신경을 자극합니다. 교감신경이란 몸을 활성화시키는 신경으로[쌍을 이루는 부교감신경은 몸을 편안하게 하는 것], 생활습관병이 있는 사람은 그렇지 않은 사람에 비해 몸이 긴장된 상태라고 할 수 있습니다. 그 영향으로 전립샘 근육 또한 긴장 상태가 되기 때문에 전립샘이 커진다는 가설이 있지요.

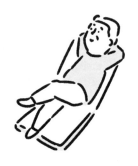

생활습관병의 대책은 새로울 게 아무것도 없습니다. 금연하고 술을 줄이고, 운동을 하며 혈당과 혈압을 관리하는 등 누구나 아는 대책. 이렇게 평범한 대책이야말로 모든 질병을 피할 수 있는 근본적인 예방법이지요. 진부하다고 가볍게 여기지 말고 꼭 실천하시길 바랍니다.

⟩ 전립샘비대증 예방법이 생활습관병을 막는 대책

전립샘은 정액을 구성하는 물질을 만드는 기관이기도 해서 남성호르몬과 관계가 깊은데, 남성호르몬인 테스토스테론Testosterone이 디하이드로테스토스테론Dihydrotestosterone으로 변하면서 전립샘이 비대해지는 것으로 알려져 있습니다. 이러한 전립샘비대증을 예방하는 방법 중 하나로 '대두 식품' 섭취가 도

움이 된다는 연구 결과가 있는데, 두
부, 낫토, 콩가루, 된장 등 대두에 함
유된 폴리페놀의 일종인 '이소플라본
Isoflavon'이 남성호르몬의 기능을 억
제하는 효과가 있어서 전립샘비대를
막을 수 있을지도 모른다는 가설입니다.[24]

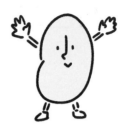

'전립샘암이 진행 중인 사람에게는 역효과를 낼 수도 있다'는
논문도 존재하기 때문에 유의가 필요하지만, 그렇다 해도 대부
분의 사람은 대두 식품을 날마다 섭취해서 나쁠 건 없기에, 전립
샘비대증 예방 효과도 기대하면서 대두를 섭취하는 것은 괜찮은
선택으로 보입니다.

예방법

- 전립샘비대증은 '생활습관병'의 일종이라고도 할 수 있다. 생활
습관병 예방법을 잘 지키면 배뇨도 편안할 것이다.
- 대두 식품에 포함된 이소플라본은 전립샘비대증을 예방하는 효
과가 있을 수도 있다.

뇌질환 검진은 왜 세계적으로 확산되지 않았나

뇌질환 검진을 받아본 적 있으신가요?

일본 종합건강검진에서는 뇌질환 검진이 거의 필수 항목처럼 들어있습니다. 하지만 이런 나라는 세계에서 일본이 유일할 정도입니다. 일본의 뇌질환 검진은 주로 '뇌 MRI'와 '경동맥 초음파'라는 목동맥에 대한 초음파검사를 함께 시행합니다. 혈관이 좁아져 있지 않은지, 뇌종양이나 동맥류가 없는지 살피는 것입니다.

그렇다면 왜 일본에서만 시행하고 있는 것일까요? 그 뿌리는 1980년대 삿포로로 거슬러 올라갑니다.

당시 삿포로에서는 현대 뇌질환 검진의 선구가 되는 '뇌동맥류 검진'을 실시해 대단한 호평을 받았습니다. 뇌출혈을 일으키는 뇌동맥류를 미리 찾을 수 있는 검사가 시작됐으니 누구나 한 번쯤은 받아보고 싶었겠지요. 이후 뇌동맥류 검진은 일본 전역으로 확산돼 1992년에는 '일본뇌질환검진학회'가 탄생했고, 종합건강검진에서 표준 검진의 하나로 자리 잡았습니다.

⊙ 검사를 받지 않는다는 선택지

이렇게 좋은 것이라면 전 세계에 퍼질 만도 한데, 유감스럽게도 다른 나라에서는 받아들여지지 않았습니다. 오히려 미국에서는 무증상인 사람에게 경동맥 초음파검사를 하는 것은 등급 D, 즉 단점이 더 크기에 받지 않는 게 좋다고까지 합니다.[25]

검사하지 않는 게 좋다는 것은, 혈관에 문제가 있다고 잘못 판단해 필요 없는 수술을 하는 것을 막기 위해서라고 합니다.

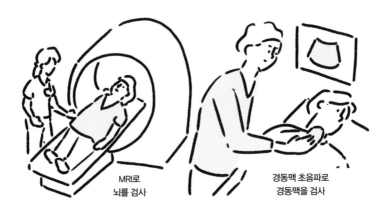

MRI로
뇌를 검사

경동맥 초음파로
경동맥을 검사

받는 편이 좋아 보이는 검사이긴 하지만, 도리어 건강을 해칠 수도 있으니 지금으로서는 추천할 정도는 아니라는 것이 솔직한 생각입니다.

예방법

- 뇌질환 검사의 장단점은 확실히 파악해 두자.
- 가족 중 뇌동맥류인 사람이 있거나, 자신의 뇌 상태를 꼭 확인해 두고 싶은 사람에게는 뇌질환 검사도 선택지의 하나로 존재한다.

뇌경색이 발병하면 4시간 30분이 중요

"뇌경색은 1분 1초를 다투는 병이다."

이는 평소에 제가 자주 쓰는 말입니다. 심근경색이나 뇌경색 등 '혈관이 갑자기 막히는' 종류의 병은, 막힌 혈관을 어떻게 치료하고 얼마나 빨리 혈류를 개선하느냐에 따라 생존 여부와 후유증의 정도가 결정됩니다.

뇌경색은 '뇌혈관이 막히는 병'입니다. 혈류가 일부 뇌세포에 이르지 못하고, 그 상태가 지속되면 뇌세포는 괴사합니다. 하지만 바로 괴사하는 것은 아닙니다. 한시라도 빨리 막힌 혈관을 뚫어서 죽어가는 뇌세포를 구하는 것이 가장 중요합니다.

뇌경색은 발병 후 4시간 30분 안에 조직 플라스미노겐Plasminogen 활성제, 혈전용해제(t-PA)라는 약제를 투여하면 혈관을 막은 혈전을 녹일 수 있습니다. 4시간 30분이라는 시간제한이 있는 것이지요.

또한 '카테터Catheter'라는 관을 뇌혈관이 막혀 있는 부위까지 삽입해 혈전을 회수하는 방법도 일반적으로 증상이 나타난 뒤 8시간까지만 시행할 수 있습니다. 뇌경색은 증상이 나타난 뒤 시간이 지날수록 가능한 치료 선택지가 줄어드는 병입니다. 만약 손발이 마비되거나 혀가 굳는 듯한 증상이 나타나면 그 시간을 메모해 의료진에 전달하는 것이 좋습니다.

뇌경색일 수도 있는 증상

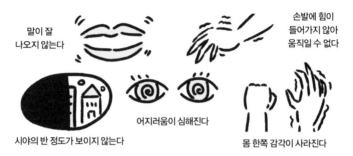

말이 잘
나오지 않는다

손발에 힘이
들어가지 않아
움직일 수 없다

어지러움이 심해진다

시야의 반 정도가 보이지 않는다

몸 한쪽 감각이 사라진다

⊙ 뇌경색 전조는 간과해서는 안 된다

　뇌경색의 특징으로 전조 증상이 나타나기도 합니다. 뇌경색과 같이 마비가 되거나 말하기 힘들어지는 등의 감각 이상이 오지만, 대개 30분에서 1시간 정도면 개선이 됩니다. 이런 전조 증상을 '일과성뇌허혈발작(TIA)'이라고 합니다. TIA가 발생한 사람 중 5%는 이틀 안에 뇌경색이 일어났다는 연구 결과가 있습니다.[26] TIA가 발생했을 때 혈액을 묽게 하는 약(항혈소판제)을 먹으면 위험을 낮출 수 있습니다. 증상이 사라지면 그만이라고 생각하지 말고 반드시 기억해 두시길 바랍니다.

예방법

- 뇌경색 치료는 시간 싸움이다. 전조 증상이 나타나면 주의할 것. 마비되거나 말이 잘 나오지 않으면 즉시 구급대를 불러야 한다.

배설물이 보여주는
위험신호

배설물은 몸속에 생긴 문제를 파악하는 데 매우 중요한 지표입니다.

기도 점막에서 만들어지는 '가래'도 그렇지요. 폐암 등 폐질환이 생기면 폐에서 출혈이 생기는데, 이때 피가 가래에 섞이면 '혈담'이 되어 배출되기도 하니, 골초의 혈담은 주의해야 합니다.

⊙ 변의 색과 모양에 주목한다

변도 이따금 주의해서 확인해야 합니다. 예를 들어, 소화관의 종양에서 출혈이 생기면 그 영향으로 대변의 색이 변합니다.

위암은 위에서 시작된 출혈이 십이지장, 소장, 대장을 통과하는 동안 검게 변색돼 마치 오징어 먹물 파스타를 먹은 뒤처럼 '검은 변'이 나오기도 하며, 대장암은 피가 비교적 신선한 상태로 몸밖으로 나오므로 '선홍색'이 섞인 변이 나옵니다. 그런데 치질 또한 피가 섞인 변이 나오기 때문에 '변'만으로는 판별이 어렵습니다. 하지만 혈변이 계속 나오면 병원에서 진찰을 받아보는 것이 좋습니다.

또, 대장암의 영향으로 대변이 통과하는 길이 좁아지면 길고 가는 변이 나타나기도 하고, 변비와 유사한 증상이 나타나기도 합니다.

일상에서 일어나기 쉬운 변화라서 깨닫지 못할 때도 있습니다. 하지만 일시적으로 끝나지 않고 일정 기간 지속되면 무슨 문제가 있나 확인해 보는 것이 좋습니다.

변 색깔로 몸속 문제를 알 수 있다

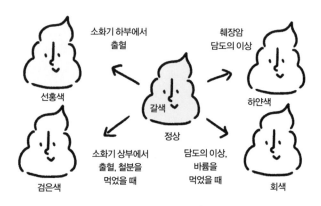

소화기 하부에서
출혈

선홍색

췌장암
담도의 이상

하얀색

갈색
정상

검은색

소화기 상부에서
출혈, 철분을
먹었을 때

담도의 이상,
바륨을
먹었을 때

회색

⟩ 대변이 갈색인 이유

변이 왜 갈색인지 알고 계신가요?

갈색을 만드는 성분은 혈액에 포함되어 있습니다. 혈액의 헤모글로빈이 몸속에서 수명이 다하면 간에서 '빌리루빈Bilirubin'이라는 물질로 변화합니다. 그리고 빌리루빈은 담즙이라는 소화액에 포함되어 십이지장을 지나 장으로 흘러갑니다. 빌리루빈은 장에서 '우로빌린Urobilin'이라는 물질로 바뀝니다. 이 우로빌린이 변을 갈색으로 물들이는 것이지요.

그런데 이 담즙이 지나가는 길인 담도(담관)가 췌장암 등에 의해 막히면, 대변은 흰색인 채로 배출됩니다.

> **소변에도 주의를**

갓 태어난 영아에게 생기는 질병 중에는 '담도 폐쇄증'이라는 것이 있습니다. 선천적으로 담도가 폐쇄된 병으로, 영아는 흰 변을 배설합니다.

이때 장으로 가지 못한 빌리루빈은 어디로 향할까요?

담도가 막히면 담즙은 역류해 신장으로 향합니다. 그리고 매우 진한 오렌지색의 '소변'으로 배출됩니다.

이처럼 몸에 이상이 생기면 대소변 색에 변화가 생기는 경우가 많으니 대소변을 본 뒤에 한 번씩 확인해 보시길 바랍니다.

3대 배설물로 건강 확인!

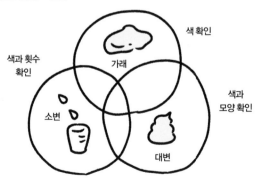

색 확인

가래

색과 횟수
확인

색과
모양 확인

소변

대변

예방법

- 대변 색이 이상하면 주의할 것. 여기에서 소개한 변화가 보이면 '소화기내과'를 찾아 진단을 받도록 하자.
- 소변 색이 이상하면 '비뇨기과'에서 검진을 받자.
- 검진을 받을 때 실물 사진을 찍어 가면 의사 쪽에서 참고하기 좋다.

피부는 몸의 이상도 알려준다

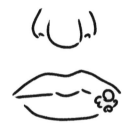

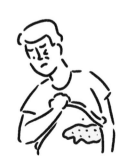

일상생활을 할 때 몸에서 가장 눈에 띄는 부위는 피부일 것입니다.

피부 이상은 피부 자체뿐 아니라 몸의 이상을 표출하는 징후일 때가 있는데, 비교적 익숙한 예로, 피로나 스트레스가 쌓였을 때 나타나는 '구순헤르페스'가 있습니다. 헤르페스 바이러스는 한번 감염되면 몸속 신경절[신경세포가 두꺼운 나무 마디처럼 된 부분]이라고 불리는 부위에 잠복합니다. 그리고 수면 부족 등으로 사람이 피로해 면역기능이 저하됐을 때를 틈타 얼굴에 나타납니다.

구순헤르페스 외에 또 다른 헤르페스 바이러스 질병이 바로 '대상포진'입니다. 수두의 원인이 되는 바이러스가 몸속 신경절에 잠복해 있다가 활성화되면 나타나는 증상이지요. 수두는 어릴 때 많이 걸리는데, 온몸에 작은 발진이 났던 걸 기억하는 사람이 적지 않겠지요. 대상포진에서 '대상'은 띠 모양이라는 뜻입니다. 수두 때와 같은 바이러스지만 몸 한쪽에만 띠 모양으로 나타날 때가 많습니다.

피로 때문에도 생기지만, 면역기능이 저하된 고령자에게도 나타납니다. 낫더라도 그중 절반에게는 따끔거리는 통증이나 저림이 남습니다. 50세가 넘으면 대상포진 백신을 맞도록 권하고 싶네요.

예방법

- 50세가 넘으면 대상포진 백신을 맞으면 좋다. 인근 병원을 찾아보자.
- 지방자치단체나 건강보험공단에서 지원해 줄 때도 있으니 미리 확인해 보자.

⊘ 피부에서 보이는 암의 징후

그 밖에도 피부에서 큰 병, 특히 '암'의 징후를 보일 때가 있습니다.

먼저 피부색이 누렇게 변하면 내장의 위험신호로 볼 수 있는데, 그중에서도 췌장이나 간에 문제가 생겼을 가능성이 높습니다. 귤껍질을 벗기느라 손이 변한 정도는 괜찮지만, 눈의 흰자위나 온몸이 누렇게 변하면 반드시 병원에 가보는 것이 좋습니다. 의학용어로 '황달'로 불리는 현상이지요.

이 황달은 췌장암이나 간염 때문에 생기는 경우도 있습니다. 췌장암이 생기면 간과 췌장을 잇는 담도(담관)가 막히는데, 이때 간에서 만들어진 담도의 '담즙'이라는 소화액이 혈액을 타고 전신을 역류해 피부가 누렇게 되는 것입니다. 앞에서 배설물의 색으로 몸의 문제를 알아차리는 방법에 대해 설명했던 것을 기억하시나요? 피부가 누렇게 변하는 것은 담즙 속의 빌리루빈 때문입니다.

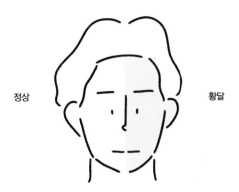

정상   황달

⟩ 의외로 위험할 수 있는 지루각화증

갑자기 온몸에 질감이 거친 검버섯(지루각화증)이 돋고 가려우면 주의해야 합니다. 이것은 '레제르-트렐라 징후Leser-Trélat Sign'라는 것으로, 위암 등의 징후입니다.

노화로 인해 지루각화증이 생기는 것은 자연스러운 일입니다. 하지만 이것이 온몸에 갑자기 생길 때는 피부과 검진을 받는 것이 좋습니다.

'피부암'도 눈여겨봐야 합니다. 그중에서도 특히 주의해야 할 것은 '악성흑색종惡性黑色腫', 통칭 '멜라노마Malignant Melanoma'라고 불리는 것입니다. 멜라노마는 검정 사마귀나 점에서 시작해 암으로 변할 수 있습니다.

- **멜라노마의 징후**

  A: 비대칭

  B: 경계가 불명확

  C: 색상이 균일하지 않다(얼룩덜룩하다)

  D: 직경이 6mm 이상

  E: 변화가 뚜렷하게 나타난다(점점 커지거나 모양이 달라진다)

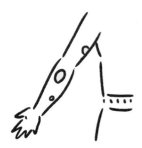

A,B,C,D,E에 해당하는 점은 일단 피부과에서 진단받는 편이 좋습니다.

피부는 우리에게 다양한 정보를 전해줍니다. 만약 피부를 통해 수상한 메시지를 받으면, 즉시 병을 의심해 보는 마음가짐이 필요합니다.

예방법

- 피부에 이상이 생기면 우선 '피부과'에서 진찰을 받자. 필요하면 다른 과를 소개해 줄 것이다.
- 멜라노마는 손톱에 생길 수도 있다. 검은 세로줄이 생기면 주의할 것.

종양마커의 신뢰성

종합건강검진을 받을 때 가끔 '풀Full 코스'로 검사를 받는 것이 당연하다는 안내를 받기도 합니다. 이때 검진을 받는 사람에게는 선택의 여지가 없는 것처럼 느껴지지요. 의학의 초보자인 일반인으로서는 어떤 검사를 받고 어떤 검사를 받지 않을지 취사선택하기가 어렵습니다.

종양마커 검사를 봅시다[종양마커는 암의 종류에 따라 특징적으로 생성되는 단백질 등의 물질로, 암세포나 암세포에 반응한 세포에 의해 생성된다 - 옮긴이 주].

어떤 특정 암이 존재하면 마커가 상승한다고 합니다. 혈액검사를 하는 것만으로 마커를 확인할 수 있고, 해당 마커를 정기적으로 측정해 두면 조기암 발견에 도움이 되는 검사라고 알려져 있지요. 왠지 그럴싸하게 들리고, '받지 않으면 손해'라는 생각이 들지 않나요? 하지만 의사로서는 도무지 권장할 만한 검사가 아닙니다.

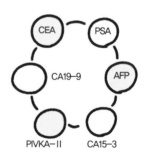

⊙ 종양마커 검사가 어려운 이유

가장 큰 이유는 A암일 때만 A마커가 올라간다는 단순한 이야기가 아니기 때문입니다.

예를 들어 폐암 마커인 CEA가 있습니다.

이 CEA는 분명 폐암 때문에 상승할 수 있지요. 하지만 동시에 흡연, 당뇨 등 다양한 다른 이유로도 상승할 수 있는 지표입니다. 요컨대 정밀 검사를 받으면, 암이 아닌 다른 원인일 가능성이 크다는 이야기입니다. 한마디로 '헛된' 검사를 한다는 것이지요.

종합건강검진을 행하는 의료기관에는 이득이 되지만, 받는 사람에게는 별 이익이 없고, 세포나 조직을 떼어내는 침습적인 검사를 하면 상처가 남기도 합니다. 물론 사고방식에 따라서는 '그래도 받아야겠다. 마커가 상승했으면 철저하게 원인을 확인하고 싶다'고 생각할 수도 있겠지만 적어도 강매하듯이 모든 사람에게 받게 할 만한 검사가 아닌 것은 분명합니다.

다만 한가지 유효성을 기대할 수 있는 종양마커가 있는데, 그게 바로 'PSA'입니다.

⊙ 전립샘암 마커(PSA)

PSA는 전립샘암 마커입니다. 하지만 여기에 대한 논란도 끊이지 않고 있습니다.

전립샘암 마커는 1990년대에 보급되면서 전립샘암 발견 건이 급격히 증가했는데, '지금까지 찾아내지 못했던 암을 발견한다'는 점에서는 반가운 일이지만 문제는 이 전립샘암의 진행이 '느리다'라는 것입니다.

⟩ 잠복암으로 발견되는 전립샘암

전립샘암은 암 중에서도 진행이 매우 느린 암으로 알려져 있습니다. 진행이 느리기 때문에 바로 치료하지 않고 PSA가 높으면 그 수치를 일단 '감시'하는 '감시 요법'이라는 드문 선택지가 존재할 정도지요.

'시신 부검을 해보면 죽음의 원인과는 상관없지만 우연히 발견된 암'을 잠복암潛伏癌이라고 합니다. 시신을 해부한 결과, 80세 이상 사망자의 약 60%에서 이 잠복암의 존재가 확인되었다는 자료도 있습니다.[27]
말하자면 암이 진행돼 몸에 해를 끼치기도 전에 죽음이 찾아온 것입니다.

통계자료만 봐도 PSA검사로 사망률이 떨어진다는 보장이 없습니다. 사망률이 내려간 자료도 있고[28], 사망률이 내려가지 않은 데이터도 있습니다.[29] 명확한 결말이 나지 않았습니다.
참고로, 미국 예방의학전문위원회(USPST)에서는 '장단점을 알고 있다면, 검사의 시행 여부는 개인의 선택에 맡긴다[30]'는 모호한 태도를 보이고 있습니다.

사람마다 전립샘암 위험이 다르기 때문에 현 단계에서 일률적

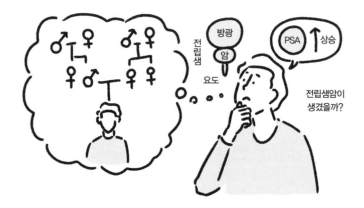

으로 말할 수는 없습니다만, 가족력이 있다면 본인도 생길 위험이 높습니다.

고령의 남성은 PSA검사를 해두는 것도 괜찮을 것 같습니다.

예방법

- 검사를 자주 받는 것이 좋은 것은 아니다. 돈 낭비일 때도 있다.
- 고령의 남성이라면 PSA 검사를 생각해 보는 것도 좋다. 전립샘암은 유전의 요소가 있으므로 가족력이 있는 경우라면 검사를 고려하는 것도 좋을 것이다.

통풍은 몸으로부터의 '중간보고'

요로결석과 나란히 가장 아픈 병으로 꼽히는 병, 다 큰 어른이 고통으로 떼굴떼굴 굴러다니게 하는 병, 그게 바로 '통풍'입니다. 무엇보다 이 두 질병은 생명의 위협은 적고, 몸부림칠 '여력은 있는' 병이기도 하지요.

공교롭게도 이 두 병은 모두 요산 수치와 관련이 있습니다. 요산 수치는 선천적인 '유전 요소'와 후천적인 '생활 습관'의 영향을 모두 받습니다.

요산 수치를 오르게 하는 알코올을 매일 섭취하며, 흡연을 하고, 운동도 하지 않는 사람은 통풍에 걸리기 쉽습니다. 여러분이 통풍에 대해 알아야 할 점이 이것입니다. 통풍은 어디까지나 병이 진행되는 '과정'이라는 것.

그렇다면 요산은 왜 몸에 쌓이는 것일까요? 그 구조에 대해 설명해 보겠습니다.

⊙ 요산은 결정화한다

요산은 음식물에 함유된 '푸린Purine'이라는 물질이 몸속에서 분해되고 남은 산물입니다. 이 요산이 많아지면 관절 안에서 딱딱하게 굳는데 이 현상을 '결정화'라고 하지요.

요산이 한번 결정화하면 몸에서는 '이물질'로 인식됩니다. 우리 몸은 '이물질은 배제한다'는 원칙이 작용하기 때문에, 이물질로 인식이 되는 순간 경찰 역할을 하는 백혈구와 요산 결정 사이에 전투가 벌어집니다.

이 전투로 인해 생기는 염증이 통풍이지요.

전투의 무대가 되기 쉬운 장소는 '엄지발가락 끝'으로, 이밖에도 무릎, 발목, 고관절에서도 일어납니다. 전투가 끝나도 뼈까지 영향을 미치는데, 뼈가 파괴되어 '통풍결절'로 불리는 혹이 남기도 합니다.

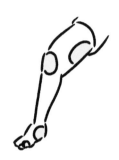

⟩ 통풍은 '과정'이라는 의미

통풍을 왜 '과정'이라고 할까요? 쉽게 표현하면, '통풍이 생긴다 = 관절에서 요산의 결정화가 일어난다'입니다. 이때는 다른 장기에도 결정이 생기고 있을 위험이 있습니다.

신장에서 요산의 결정화가 이루어지면 신장 기능이 점점 떨어집니다. 이를 '통풍 신장'이라 부르지요. 또, 세포에 자리한 요산은 '활성산소'로 불리는, 동맥경화를 일으키는 성분을 만들어내 심근경색의 위험을 키웁니다.

통풍만 있으면 통증으로 몸부림치고 나서 조심하면 됩니다. 하지만 '통풍 신장'으로 신장 기능이 떨어지면, 투석이 필요해지고 '일생' 따라다니는 문제가 발생하지요.

통풍은 단순히 통증이 강한 질병 중 하나가 아닙니다. '몸에서 내부 붕괴가 진행되고 있다는 증거' '몸으로부터의 중간보고'라고 받아들여야 합니다.

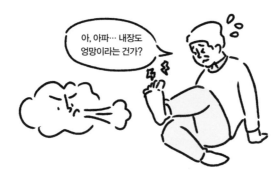

단, 통풍 발작이 일어나지 않고, 요산 수치가 다소 높은 정도일 때는 해외 의학계에서도 약의 부작용 등을 감안해 투약하지 않을 때가 많습니다.[31] 하지만 요로결석이나 통풍 발작이 여러 번 일어나면 투약을 추천합니다.[32] 통풍과 요로결석은 투약이 필요한 신호라고 할 수 있습니다.

예방법

• 통증이 사라졌다고 안심하면 안 된다.
구체적인 대책으로는 알코올 섭취 제한이 있다. 맥주만 요산 수치를 올린다고 아는 사람들이 있는데, 만병의 근원은 알코올 자체다. 소주도 전통주도 와인도 요산 수치를 높인다. 이 밖에 푸린이 많이 함유된 달걀흰자나 아귀 간, 건어물도 주의해야 한다.
또, 요산 수치는 유전도 큰 영향을 미친다. 요산 수치가 높은 가족력이 갖고 있다면 특히 더 조심해야 한다.

눈은 귀보다
빨리 약해진다

귀와 함께 쇠약해지는 감각기관을 꼽자면 그것은 '눈'입니다. 세월이 가면 오감 능력이 다 저하되는 것을 실감하게 되는데, 그 중에서도 눈은, 귀보다 먼저 쇠약해지는 것을 느낄 수 있습니다.

나이가 들면서 직면하게 되는 대표적인 눈 질환은 두 가지인데, 첫 번째가 '백내장'입니다.

⟩ 백내장: 눈의 렌즈가 탁해지다

백내장은 눈에서 렌즈 역할을 하는 '수정체'가 하얗게 흐려지는 병입니다.

나이가 들면 렌즈 속에 노폐물이 쌓이게 되지요. 맑은 수정체는 렌즈 초점을 맞춰 눈 안쪽에 영상을 투영하지만, 수정체가 탁해지면 시야도 흐려집니다. 이 수정체의 시야가 흐려지지 않게 관리를 하면 좋으려면, 안타깝게도 예방법은 없습니다.

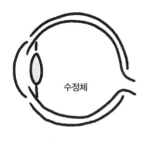

수정체

흥미롭게도 '담배가 백내장 위험을 높인다'는 논문은 있습니다.[33] 엽산과 비타민C, 비타민E를 제대로 섭취하면 예방 효과가 있을 수도 있다는 연구도 있고요.[34]

반면에 시력 저하가 치매 위험까지 높일 수 있다는 연구도 있습니다.[35] 확실한 이야기는 아니지만 눈으로 얻는 정보, 귀를 통해 얻는 정보도 가능한 한 잘 받아들여야 치매 예방에 도움이 되겠지요.

백내장에 효과가 좋은 것은 '수술'입니다.

탁한 수정체를 통째로 제거해 그 자리에 새로운 인공 렌즈를 넣는 것입니다. 이 수술을 하면 흐려진 시야 때문에 일상생활에서 큰 스트레스를 받던 사람의 삶이 몰라보게 달라집니다.

이런 사실을 모르고 불편한 시야로 고통받으며 사는 사람도 있으니, 역시 '아는 것'이 중요하겠죠. 더 많은 사람들이 예방의학을 알아야 하는 이유가 여기에 있습니다.

⊙ 녹내장: 실명 위기

두 번째는 '녹내장'입니다.

백내장은 결국 생활이 불편해졌을 때 수술하느냐 마느냐의 문제입니다. 수술을 하면 시력이 개선되는 경우가 대부분이지만, 녹내장은 실명할 수 있는 질병이므로 위기감을 더 가져야 합니다.

녹내장은 일단 떨어진 눈의 기능은 돌아오지 않습니다. '시신경'이라는 눈의 신경이 손상되어 보이는 범위가 점점 좁아지지요.

시신경이 손상을 입는 원인 중의 하나는 안구 내 압력, 즉 '안압'이 높아지는 것입니다.

　고혈압으로 혈관이 손상되는 것을 막기 위해 혈압을 낮추는 '강압제'를 사용하듯이, 안압을 낮추는 약을 투여해 가능한 한 시신경이 손상되지 않게끔 치료합니다.

　녹내장이 진행되면 조금씩 시야가 좁아집니다. 하지만 인간은 눈이 두 개라서 시야를 서로 보충하는 작용을 합니다. 그 때문에 녹내장 증상을 자각하는 것이 늦어지기도 하지요.

　'나이가 들었으니 눈이 잘 보이지 않는 건 당연하다'고 생각하면 안 됩니다. 안과에서 적절한 조치를 해줄 수 있으니 혼자 판단해서 방치하지 않기를 바랍니다.

녹내장일 때의 시야

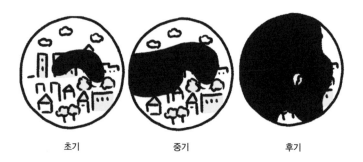

초기　　　　　　중기　　　　　　후기

예방법

- 녹내장이나 백내장 증상은 의외로 느끼기 힘들다.
  - → '노안인가?'라는 생각이 들면 한 번쯤 안과 진료를 받는 걸로 해두자.
- 종합건강검진을 받을 때 안압검사나 안저검사[동공을 통해 안구의 안 쪽을 카메라로 들여다보는 검사]처럼 녹내장 등을 조기에 발견할 수 있 게 검사를 받을 수 있다.
  - → 신경 쓰이는 증상이 있으면 받아보는 것도 좋다.

뼈끼리 부딪치는 무릎 통증

넙다리네갈래근(허벅지 앞쪽 근육)을 단련해 기초대사량을 높이고 비만을 예방해서 대사증후군(182쪽 참조)[고혈압, 고혈당, 고지혈증, 비만, 죽상동맥경화증 등 여러 질병이 개인에게 한꺼번에 나타나는 상태 – 옮긴이 주]에 걸리지 않도록 해야 합니다. 이것은 예방의학에서 매우 중요한 의미를 갖고 있지요.

넙다리네갈래근을 단련해서 얻는 또 다른 장점이 바로 '무릎 통증 예방'입니다.

나이가 들면 무릎 통증을 느끼는 사람이 급증합니다. 무릎에 물이 고여 걷기만 해도 통증이 생기니 걷는 것 자체가 여의치 않습니다.

무릎 통증의 원인으로 가장 흔한 것이 무릎의 '퇴행성관절염'입니다. '골관절염'이라고도 하지요.

무릎 관절은 허벅지 부분의 대퇴골과 종아리 부분의 정강이뼈에 끼어있습니다. 뼈와 뼈만 있다면 당연히 딱딱 부딪쳐 매끄러운 움직임이 나오기 힘들겠지요.

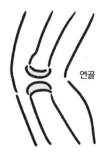

연골

경첩에 기름을 칠해 부드럽게 열고 닫히게 하듯이 사람의 관절에도 쿠션 같은 존재가 필요합니다. 뼈와 뼈 사이에는 부드러운 뼈 즉 '연골'이 쿠션 역할을 해 부드럽게 무릎을 굽힐 수 있습니다. 하지만 이 연골도 세월의 흐름에 따라 닳습니다. 연골이 닳아 없어질수록 뼈끼리 부딪쳐 통증을 느끼게 됩니다.

퇴행성관절염이 생기면 무릎 모양이 변형돼 ○자형 다리가 되기 쉽고 관절의 부담도 커지게 되지요. 증상이 나아질 수 있는 방법 몇 가지를 시도해 봅시다.

⊙ 허벅지 근육을 단련하자

앞에서 이야기했듯이 넙다리네갈래근을 단련하고, 비만을 해소하면 퇴행성관절염에 매우 효과적입니다(124쪽 참조).

넙다리네갈래근을 단련하면 무릎 관절을 지지하고 보호하는 근육이 커집니다. 몸에서 가장 큰 넙다리네갈래근이 발달하면 다른 근육을 단련하는 것보다 더 효율적으로 대사가 개선되고,

넙다리네갈래근 단련법

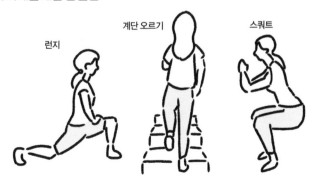

런지 / 계단 오르기 / 스쿼트

근육이 당분을 흡수하는 작용도 더 강해지지요.

대사 효율이 높아진 몸으로 유산소운동을 하면 지방 연소도 쉬워집니다. 체중이 많이 나갈수록 무릎 부담이 커지는 건 당연한 일. 가능한 한 빨리 체중을 줄여 무릎 부담을 덜어주는 것이 좋습니다.

무릎이 아프면 걷기도 쉽지 않으니 운동이 부족해집니다. 외출로 기분을 전환하기 어려워지면 정신 건강이 나빠지기도 하지요.

예방의학 관점에서 '평생 걸을 수 있는 몸만들기'를 목표로 삼으면 다양한 이점을 누릴 수 있습니다. '평생 걸을 수 있는 몸만들기'를 목표로 삼고 실천해 봅시다.

예방법

- 무릎이 아프지 않은 사람은 움직임이 양호할 때 넙다리네다리근을 단련해 두자.
- 무릎 통증이 있는 사람은 달리기나 스쿼트는 하지 말아야 한다.
  → 옆으로 누워서 다리를 올리고 내리거나, 의자 등받이를 짚고 서서 발뒤꿈치를 들었다가 내리는 등 무릎에 부담이 가지 않는 트레이닝으로 단련하는 것이 좋다.

'5년 생존율'이 낮은 췌장암

"가장 지독한 암은 무엇인가요?"
라는 질문을 하면
"췌장암입니다."
라고 말할 의사가 아마 많을 것입니다.

췌장암은 암 중에서도 5년 생존율[암 진단 후 5년간 생존할 확률]이
8.9%로 가장 낮습니다.[36] 요컨대 '살아나기 힘든 암'입니다.

췌장은 '침묵의 장기'로 불립니다. 복부 뒤에 올챙이 모양으로
조용히 자리하고 있는 장기이지요.

예를 들어 우리 몸의 '배설구'에 해당하는 입, 항문, 음부와 관
련된 암은 비교적 증상이 나타나기 쉽습니다. 폐암이면 가래에
피가 섞여 나오고, 방광암이면 혈뇨가, 대장암이면 혈변이 나올
수 있지요. 하지만 췌장은 그런 비명
을 전달할 통로 없이 사방으로 장기
에 둘러싸여 있기 때문에 어느 정도
진행이 되었을 때 증상이 나타납니
다. 그래서 침묵의 장기로 불리는 것
이지요.

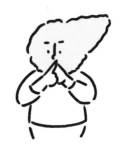

그렇다고 포기하라는 이야기는 아닙니다. 췌장암이 보내는 신호도 모르는 것보다는 아는 것이 당연히 낫습니다.

췌장암은 발견되었을 때 이미 전이가 진행되어 수술하지 못할 때가 많습니다. 하지만 간혹 이른 단계에서 발견되면 수술할 수 있습니다.

이제 췌장암이 몸에 어떤 신호를 보내는지 살펴보겠습니다.

〉 췌장암이 보내는 신호

가장 먼저 확인할 수 있는 것이 증상이라기보다는 수치 변화인데, '혈당치의 급격한 상승'입니다. 애초에 췌장이 하는 일은 혈당치를 조절하는 '인슐린'을 생산하는 것입니다. 췌장암이 생기면 종양이 그 과정을 방해해, 충분한 양의 인슐린을 생산하지 못합니다.

이렇게 되면 특별한 전조 없이, 건강검진 결과에서 혈당치 혈액 속의 헤모글로빈(HbA1c) 수치가 급격히 올라갑니다.

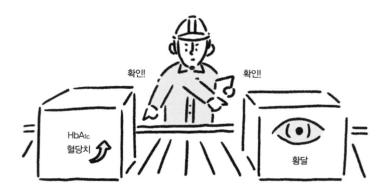

역으로, 당뇨병 자체가 췌장암 위험을 2배가량 높인다는 논문도 있습니다.[37] 췌장과 혈당치는 이렇게 밀접한 관계가 있습니다.

그 밖에 온몸이 노랗게 변하면서 가려움증이 함께 나타나는 '황달'이라는 증상도 있습니다. 황달은 안구의 흰자위가 노랗게 물들어 알아보기 쉽습니다. '피부는 몸의 이상도 알려준다(145쪽 참조)'에서 설명한 바와 같이 황달은 췌장암이 커지면서 췌장과 간을 잇는 담도(담관)를 막아 담즙이 온몸으로 역류하기 때문에 생기는 증상입니다.

⊙ 조기 발견이 가능한가?

췌장암은 매우 흉악한 암입니다. 건강해 보이던 스포츠 선수들도 췌장암을 이기지 못한 사례가 많습니다. 관련된 검진법도 없는 것이 문제이지요.

다만 복부초음파를 할 때 췌관이 확장된 것을 포착해 조기 발견으로 이어진 사례는 있지만 이 검사로 사망률이 낮아졌다는 연구 결과는 아직 나오지 않았습니다.

예방법

- 췌장암의 발병 위험을 높이는 가장 큰 원인은 음주와 흡연이다. 과도한 음주를 삼가고 금연하는 것이 평범하지만 효과적인 대책. 알코올과 담배가 모든 악의 근원이라고 할 수 있다.
  매우 절망적인 암이지만 대처법은 단순한 편이다. 췌장암 증상을 잘 기억하고 혈당 관리에도 신경 쓰도록 하자.

이 제 몸에 대한 이해도가 조금 높아졌을까요?

1장과 2장을 통해 머리부터 발끝까지 인체의 다양한 구조와 병에 걸리는 원리에 대해 살펴봤습니다. 아는 것도 좋지만 실천하는 것도 중요하지요.

예방의학은 지식을 얻는 데 그치지 않고 계속 실천을 해야 의미가 있습니다.

제3장 '실천편'에서는 의사인 저와 가상의 환자 '궁금 씨'와의 대화를 통해 어떻게 일상생활에 예방의학을 적절히 접목할 수 있는지, 실천을 계속하기 위해 구체적으로 무엇을 하면 되는지를 소개하고자 합니다.

최선의 방법이 어떤 것일지는 사람마다 다 다르겠지만, 자신의 생활 습관에 비추어 '나라면 어떻게 할 것인가?'를 생각하며 읽는다면 예방법을 찾는 데 더욱 도움이 될 것입니다.

제 **3** 장

중병을
피하는
방법

건강은 목적이 아니라 어디까지나 수단

의사

안녕하세요. 처음 뵙겠습니다. 저는 닥터 모리입니다.

안녕하세요. 선생님. 저는 김궁금이라고 합니다. 잘 부탁드립니다.

궁금 씨

의사

긴장 푸시고 느긋하게 계셔도 됩니다.

의사 선생님께 제 생활이나 건강상태에 대해 조언을 부탁드리려고요.

궁금 씨

의사

그렇군요. 보통 병원에서 외래진료를 받을 때는, 생활에 대해 느긋하게 이야기 나눌 시간이 없지요. 뭐든 말씀하세요.

감사합니다.

궁금 씨

의사

우선, 이야기에 앞서 여쭤보고 싶은 게 하나 있습니다.

네, 뭔가요?

궁금 씨

의사

궁금 씨의 인생에서 가장 중요하다고 생각하는 것을 하나만 꼽아본다면 그게 무엇일까요?

168

가장 중요한 거라….

궁금 씨

의사

뭐든 상관없어요. 돈, 지위, 명예… 다 좋습니다. 솔직한 마음을 알려주세요.

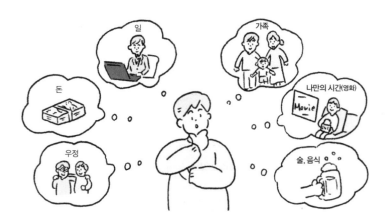

지금은 역시 가족 아닐까요? 아이가 사회에서 제 몫을 할 때까지 계속 돌봐줘야 하기도 하고… 저에겐 가족과 함께 있는 시간이 제일 행복하거든요.

궁금 씨

의사

그렇군요. 그럼 지금 중병에라도 걸리시면 큰일이겠네요.

네, 그럼요. 그렇게 되면 제 아내와 아이는 대체 어떻게 될지… 아이를 대학까지 보내려면 악착같이 돈을 벌어야 해요.

궁금 씨

의사

왜 이런 질문을 처음에 하냐면, 건강은 어디까지나 '수단'이기 때문이에요.

수단…이라고요?

궁금 씨

의사

인생의 우선순위는 사람마다 다 다릅니다. 가령 생명의 위험까지 무릅쓰고 링에 오르는 권투선수에게 "그런 경기는 위험하니까 얼른 그만둬!"라고 해봐야 의미가 없지 않습니까.

그렇네요.

궁금 씨

의사

권투는 극단적인 예이지만, 실제로 세상에는 다양한 사람들이 있습니다. 일찍 죽어도 좋으니 술, 담배를 마음껏 즐기겠다는 사람과 목표 달성을 위해 세 시간씩 자면서 몸이 망가져도 그런 삶의 방식을 바꾸지 않는 사람, 또 의사를 불신해서 절대 병원에 오지 않으려는 사람을 비롯해 종교, 신념에 따른 이유 등 우리는 각각 다양한 배경을 갖고 살고 있지요.

의사

그러니 건강이라는 것은 개인의 삶에서 달성하고 싶은 목표를 달성하기 위한 수단에 지나지 않는다고 할 수밖에 없어요.
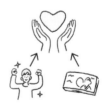

의사

돈도 마찬가지지요. 뭔가 갖고 싶고 쓰고 싶은 것이 생기면 돈이라는 '수단'을 사용해서 손에 넣지 않습니까?

의사

저는 의사니까, 궁금 씨가 가능한 한 건강해지면 좋겠고, 적절한 예방법을 알고 계시면 좋겠으니, 꼭 실천하시길 바랍니다.

의사

하지만 이것조차도 아마 스스로 뭔가 가치 있는 일을 하고 싶다, 공헌하고 싶다고 하는 저 자신의 자의식이 반영된 일일 겁니다.

의사

그러니, 궁금 씨는 제가 말하는 내용 전부를 그대로 받아들일 필요는 없습니다.
'내 인생에서 가장 중요한 건 뭐였더라?' 이런 관점을 유지하면서 들어주시면 좋겠습니다.

 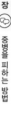

알겠습니다. 선생님.
저는 사회인이 되고 나서 일만 하며 살아왔습니다. 때로는 가정을 등한시하고 터무니없이 오랜 시간 연장 근무를 한 적도 있었지요.
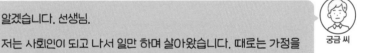

저도 이제 쉰셋이 되었고, 몸을 혹사하며 일할 나이는 지났다고 생각합니다. 건강검진에서도 뭔가 신경 쓰이는 결과가 나왔고요.

게다가 '지금까지 함께해 준 가족에게 보답하고 싶다' '건강하게 함께할 수 있는 시간을 조금이라도 늘리고 싶다'는 마음이 가장 앞섭니다.

동시에 불안하기도 하고요. 오랫동안 몸을 혹사하며 일해온 결과가 나타나지 않을까… 해서요.

궁금 씨

의사

솔직히 이야기해 주셔서 감사합니다. 알겠습니다. 예방의학에서 '늦었다'는 말은 있을 수 없습니다. 과거는 바꿀 수 없지만 지금이라도 할 수 있는 것, 개선할 수 있는 것이 분명히 있습니다. 지금부터 살펴보도록 하지요.

네! 부탁드립니다.

궁금 씨

예방노트

• **예방의학 3단계**
예방의학은 다음 3단계로 나눌 수 있습니다.

① 1차 예방
병에 '걸리지 않기' 위한 대책 → 식사 · 운동요법 · 예방접종 등

② 2차 예방
병을 '조기 발견하기' 위한 대책 → 건강검진 · 암 검진 등

③ 3차 예방
병에 '걸린 뒤' 재발 방지 · 재활

이 중에서 우리는 ① 1차 예방과 ② 2차 예방에 적극적으로 나서서 적절한 대책을
세울 필요가 있습니다.

예방의학 3단계

1차 예방: 병을 예방   2차 예방: 병을 발견   3차 예방: 병에서 회복

건강검진만으로는
부족하다

의사

궁금 씨, 혹시 암 검진 받아본 적 있으신가요?

암 검진이요? 글쎄요. 잘 몰라서… 일반적인 건강검진만 받습니다.

궁금 씨

의사

건강검진 결과지를 가지고 오셨죠?

네. 갖고 왔습니다.

궁금 씨

의사

보여주시겠어요?

의사

음… 궁금 씨, 이 '분변잠혈검사'에서 양성이 나왔는데 대장내시
경검사 받으셨어요?

아, 받지 않았습니다.

궁금 씨

'분변 잠혈'이 뭔지 모르겠더라고요. 치질 같은 건가 싶었어요.

궁금 씨

의사

치질로 나타나는 경우도 있습니다만, 궁금 씨는 재작년이나 작년
에는 음성이다가 올해 양성으로 나타났어요. 몸속에 어떤 '변화'
가 일어났을 수도 있는 것이지요.

분변잠혈검사란?

① 채변 봉 끝을 변에 몇 차례 문지른다

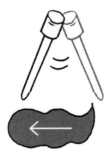

② 용기에 넣어 제출한다

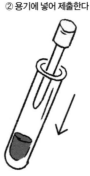

의사

이 변에 포함된 혈액 성분은 대장암으로 인한 출혈일 가능성도 부인할 수 없습니다.

의사

분변 잠혈이 양성일 때는, 대장내시경을 받을 필요가 있어요. 분변잠혈검사를 받고 대장암 사망률이 20%나 떨어졌다는 논문도 있습니다.[38]

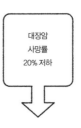

대장암
사망률
20% 저하

의사

그러니 암 조기 발견 기회를 방치하지 않는 게 좋겠습니다. 위험하니까요.

하지만 제 지인도 최근에 대장내시경을 받았는데 아무것도 없었다던데….

궁금 씨

물론 아무것도 아닌 게 가장 좋은 일이지요. 하지만 남은 남이고 나는 나 아니겠습니까? 친구에게 아무 일이 없었다고 궁금 씨도 괜찮다는 보장은 없지요.

⟩ 대장 안쪽은 통증 감각이 없으니 안심하고 검사를!

왠지 대장내시경은 아플 것 같고, 창피하기도 해서 검사를 받기가 꺼려집니다.

불안하실 만하지요. 하지만 대장 내벽을 통해서는 통증 감각을 느끼지 못합니다. 대장 용종을 제거해도 아픔을 느끼지 못하지요.

다만, 흔히 '맹장염'이라고 부르는 '충수염'이 생기거나, 장에 염증이 생겼던 사람은 조금 다릅니다. 대장 벽 주위의 소장 등에 들러붙어 내시경이 지나가는 길이 좁아져 통증을 일으키기도 하지요.

궁금 씨는 그런 경험 없으시지요?

네. 맹장염을 앓은 적은 없어요. 아프지 않다면 한번 해볼까요?

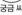

내시경검사를 할 때는, 물론 엉덩이를 드러내야 합니다. 엉덩이 부분만 동그랗게 드러내는 옷을 입기 때문에 불필요한 노출은 없습니다.

대장내시경검사

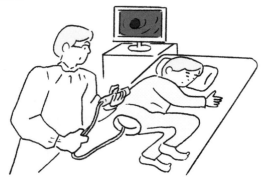

의사

혹시 아픔을 느낀다면 '진정제'를 사용해 통증 없이 검사를 받는 방법도 있습니다. 우선 검사를 한번 받아보시지요.

의사

혹시 암이 생겼다면, 조기 발견인가 아닌가에 따라 치료법이 완전히 달라지니까요.

알겠습니다! 용기를 내서 한번 받아볼게요. 나중에 후회하고 싶지 않네요.

궁금 씨

예방노트

• 내가 받아야 하는 검사를 알아두자!

암 검진은 각자의 나이와 상황에 따라 반드시 받아야 하는 항목과 받으면 좋은 항목, 받지 않아도 좋을 항목으로 나뉩니다.

암 검진에서 자신이 받아야만 하는 검사는 어떤 것이 있는지, 검사에서 양성이 나오면 어떻게 해야 하는지 이해해 둡시다. 기본적인 건강검진만 받고 끝내시지 않기를!

국내 암 검진 프로그램

암	나이	검진 주기·빈도
대장암	50세 이상	1년 1회 분변잠혈검사 (이상 소견 시 대장내시경)
위암	40세 이상	2년 1회 위내시경
유방암	40세 이상 여성	2년 1회 유방촬영술
자궁경부암	20세 이상 여성	2년 1회 자궁 세포 검사
폐암	54세~74세 폐암 발생 고위험군	2년 1회 저선량 흉부 CT (담배를 하루 한 갑 이상 피우는 생활을 30년 이상 지속한 사람에게 권장)
간암	40세 이상	6개월 1회 복부초음파＋혈청알파태아단백검사 (간경변증이나 B형 간염바이러스 항원 또는 C형 간염바이러스 항체 양성으로 확인된 사람에게 권장)

※출처: 국립암센터 암예방검진센터

고독하면
건강수명이 줄어든다

의사

이번에는 궁금 씨의 형님에 대한 상담이네요.

형님은 쉬는 날에 무엇을 하시나요?

쉬는 날 말인가요? 흠… 형은 예순이 넘었고, 정년퇴직도 해서 지금은 집에서 지내는 시간이 많아요. 낮잠을 자거나 독서를 하면서 말이지요.

궁금 씨

의사

그렇군요.

의사

이전 동료들이나 친구들과는 어떻게 지내시나요?

가끔 연락은 하고 지내는 것 같아요. 하지만 현역일 때처럼 만나서 식사를 하거나, 골프를 치러 가는 일은 확실히 줄어든 것 같네요.

궁금 씨

내성적인 편이라서 먼저 권할 용기가 안 나나 봐요.

궁금 씨

의사

먼저 말 걸기 힘들어하시는 타입인 거군요.

의사

다른 사람들과 교제가 적은 사람은 치매에 걸릴 확률이 높다는 해외 논문도 있습니다.[39]

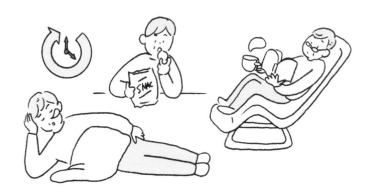

그렇군요! 형이 지금처럼 살다 보면 치매에 걸릴 수도 있겠네요.

궁금 씨

의사
참, 낮잠은 몇 시간쯤 주무시는 것 같나요?

길게는 한 시간 반 정도 자는 것 같아요.

궁금 씨

의사
낮잠도 한 시간 이상 자 버릇하면
치매에 걸릴 확률이 높아진다고
합니다.[40]
30분 이내로 자는 것이 좋다고
해요.

30분 이내!

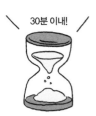

그렇군요. 전혀 몰랐어요.

궁금 씨

의사
나이를 먹을수록 뇌도 나이를 먹지요. 기능이 점점 떨어집니다. 밖
에서 자극을 줄 필요가 있어요.

그렇겠네요. 하지만 새로운 일에 도전할 용기가 나지 않는 것 같은데….
궁금 씨

그렇지요. 예순이 넘어서 무언가를 새롭게 시작할 수 있는 에너지가 누구에게나 생기는 것은 아닙니다.
의사

형에게는 예전 회사 동료나 친구들이 있으니 0에서 새로 시작하는 건 아니지요. 용기를 내서 식사나 골프 초대를 하게끔 설득해 보세요.
의사

알겠습니다! 우선은 같이 골프 연습장이라도 다니면서 감을 찾게 해줘야겠어요.
궁금 씨

제
3
장

중병을 피하는 방법

예방노트

• 적극적인 교류로 고립 위험을 줄이자!

궁금 씨의 형처럼 이른바 '사회적 고립' 일보 직전인 분들이 적지 않습니다.
일을 그만둔 뒤 어느 정도 시간이 지나면 연락을 취하려고 해도 계기가 없고, 점점 고립이 진행되지요.
'고독하면 건강수명[기대수명에서 질병 또는 부상으로 아픈 기간을 제외한 수명 – 옮긴이 주]을 잃을 위험이 커진다'는 것을 기억해 주세요. 정기적으로 의사소통을 할 수 있는 친구는 매우 귀중한 자산입니다. '평생 친구'를 소중히 여겨주세요.

종말의 시작 '에타볼릭 도미노'

의사 자, 그러면 건강검진 결과를 살펴볼까요. 어디 보자….

의사 음… 썩 좋지는 않네요. 그런데 궁금 씨는 자신의 병에 대해 잘 알고 계십니까?

궁금 씨 우선, 당뇨병이 있고 혈압이 높지요. 요산 수치도 높고, 그리고 콜레스테롤 수치도….

의사 그렇네요. 건강검진 결과를 보면 기본적으로 그런 것을 알게 되지요.

의사 근데 여기, 본 적 있으세요? BMI.

궁금 씨 무슨 뜻인지는 대강 압니다. 대충 넘겼는데, 무슨 문제라도 있는 건가요?

의사 이 BMI는 체중을 키의 제곱으로 나눈 것입니다. 세계보건기구(WHO) 기준으로는 이 수치가 30을 넘으면 비만입니다. 궁금 씨는 이 수치가 34로 나왔으니 확실한 비만이지요.

궁금 씨 네… 저도 비만이라는 건 알고 있어요.

의사

우선 이 비만이 '병'이라는 인식을 가지는 데서 출발합시다.

> 메타볼릭 도미노

의사

궁금 씨는 '메타볼릭 도미노Metabolic Domino'라는 말을 들어본 적이 있으신가요?

아니요. 처음 들어요.

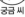
궁금 씨

의사

'메타볼릭 도미노'는 일본의 이토 히로시[의사, 항노화 전문가 - 옮긴이 주]씨가 생각해 낸 개념이에요. '메타볼릭'이란 대사증후군을 뜻합니다. 비만이라는 첫 번째 도미노를 쓰러뜨리면, 고혈압, 당뇨병 같은 생활습관병이 연쇄적으로 생겨나, 결국 심근경색이나 뇌졸중이라는 큰 병으로 이어진다는 것이지요.

그렇군요. 전부 비만에서 시작되는 거네요.

궁금 씨

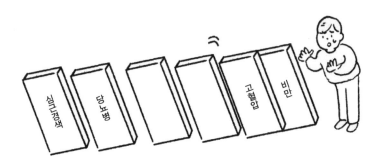

의사

뭐 어디까지나 비유니까 모두 비만 때문에 생긴 거라고는 할 수 없겠지요. 그래도 만병의 근원인 것은 분명합니다.

 의사

비만에서 벗어나는 걸 우선순위로 둡시다. 적어도 BMI 30보다는 더 내려가도록 말이죠.

⟩ 콜레스테롤도 기억해 두자!

 의사

콜레스테롤 읽는 법을 아시나요?

읽는 법이요? 검진표에서 치료받을 필요가 있다는 설명만 본 것 같네요.

 궁금 씨

 의사

읽는 법을 알아두는 게 좋아요.

 의사

'LDL'은 나쁜 콜레스테롤이고, 수치가 많이 올라가면 좋지 않아요. 'HDL'은 좋은 콜레스테롤이고, 수치가 많이 내려가면 좋지 않지요.

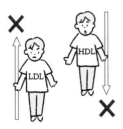

그렇게 나뉘는군요.

 궁금 씨

의사

네. 이걸 시작으로 하나하나 익혀갑시다. 각 항목의 의미를 알아야 '콜레스테롤을 낮추자'는 말의 진정한 뜻을 알 수 있으니까요.

그렇네요. 뭘 알아야 바꿀 수 있겠지요.

궁금 씨

의사

궁금 씨는 LDL이 183, HDL이 35네요. 둘 다 기준치를 밑도는데다, 특히 LDL은 기준치 140을 큰 폭으로 초과하고 있어서 약물 치료도 검토해야 하고요.

의사

혈압은 150/87. 높습니다. 이렇게 고혈압×이상지질혈증[LDL 콜레스테롤과 중성지방이 비정상적으로 높거나 HDL 콜레스테롤이 낮은 상태 – 옮긴이 주]×비만과 같은 생활습관병의 결합이 동맥경화를 진행시키고, 어느 날 심근경색이나 뇌졸중으로 이어질 수 있습니다.

…유념하겠습니다.

궁금 씨

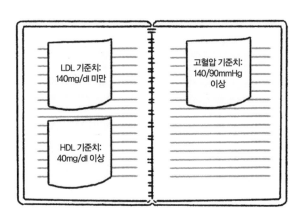

LDL 기준치:
140mg/dl 미만

HDL 기준치:
40mg/dl 이상

고혈압 기준치:
140/90mmHg
이상

예방노트

· 건강검진 항목에 대해 알아봅시다

앞으로는 '의사가 알려주겠지' '건강검진 받으면 됐지'라는 생각으로 살면 안 됩니다.

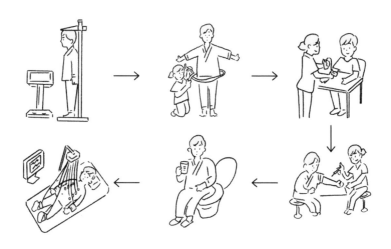

건강검진에서 각 항목의 의미를 확실히 이해하는 것부터 시작합시다.

건강검진을 받았다면 각 항목이 무슨 뜻인지 어느 정도는 스스로 판단할 수 있어야 합니다.

의미를 확실히 알면, '그 수치가 나온 게 이렇게 큰 병으로 이어질 줄 몰랐다'고 하는, 불행을 막을 수 있으니까요.

집에서 재는 혈압 수치가 중요한 이유

 의사
그러고 보니 궁금 씨, 혈압계를 갖고 계신가요?

아니요. 병원이나 직장에서 생각날 때 한 번씩 해보는 편이에요.
사우나를 갈 때도 재보고요. **궁금 씨**

 의사
집에 혈압계를 하나 두시는 편이 좋아요. 집에서 잴 때랑 병원에서
잴 때랑 다르기도 하거든요.

아, 왜 그런 거죠?   **궁금 씨**

 의사
병원은 일상적인 공간이 아니잖아요. 흰옷을 입은 의사나 간호사들
이 사방에서 걸어다니고요.

 의사
그래서 혈압이 높게 나오는 사람도 꽤 있어요. 이걸 '백의고혈압
白衣高血壓'이라고 하는데, 엄연한 의학용어입니다.

맞아요. 저도 괜히 좀 초조하더라고요. **궁금 씨**

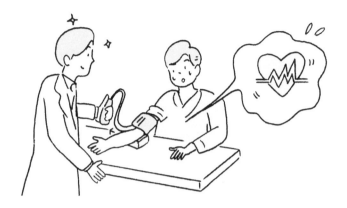

⊙ 집에서 재는 혈압이야말로 중요

의사

집에서 재는 혈압을 '가정혈압'이라고 합니다. 이게 더 중요하지요.

왜 그럴죠?

궁금 씨

의사

역으로 질문을 해보지요. 혈압이 높은 게 왜 문제가 될까요?

혈압이 높으면 혈관에 상처가 생겨서, 아닌가요?

궁금 씨

의사

정답입니다. 그런 압력이 혈관을 손상시키는 일은, 병원에서가 아니라 '집'에서 일어납니다. 그러니 집에서 측정되는 혈압을 낮추는 것을 목표로 삼아야 하지요.

그렇군요. 그런 논리라면 직장에서 재는 것도 중요하겠네요.

궁금 씨

의사

맞습니다. 직장에서 스트레스를 받고 혈압이 계속 올라가는 사람은 좋지 않겠지요.

궁금 씨

저도 예전에 그랬지요. 알겠습니다. 우선 혈압계를 사두겠습니다. 스스로에게 주는 선물이라고 생각해야겠네요.

의사

좋은 마음가짐입니다. 서서 일할 수 있는 책상인 스탠딩 데스크 Standing Desk를 활용하는 것도 좋은 방법입니다.

궁금 씨

한꺼번에 다 사면 가계에 부담이 되니 차차 마련하겠습니다. 하하.

제 3 장 중병을 피하는 방법

예방노트

• 기준이나 목표가 되는 혈압 수치

최근 '전력 질주Sprint 시험'이라는 연구에서는 수축기혈압[심장이 혈액을 내보낼 때 혈관에 가해지는 가장 높은 압력을 수축기혈압이라고 한다. 혈액이 심장으로 돌아왔을 때의 상대적으로 낮은 압력은 확장기혈압이나 이완기혈압이라고 부른다 - 옮긴이 주]이 120 미만이었던 사람들은 심장질환 위험이나 사망률이 낮았다고 합니다.[41]

이상적인 수치는 120 이하이지만 어디까지나 이상적인 이야기. 우선은 140 이하를 목표로 삼읍시다.

혈압은 아침에 일어난 직후와 잠들기 전 2회 측정하는 것이 가장 바람직하며, 운동을 꾸준히 하고, 과도한 음주를 삼가며, 지나친 염분 섭취를 피해야 합니다.

189

음주 습관(알코올 섭취량)을 파악하자

의사

요산 수치가 8.0. 상당히 높네요.

의사

혹시 술을 좋아하시나요?

궁금 씨

하하. 꽤 좋아하지요.

의사

하루에 얼마나 드세요?

궁금 씨

사케를 좋아해서… 한 번에 500ml 정도 마시는 것 같아요.

궁금 씨

일주일에 세 번 정도?

의사

많이 드시는 편이네요.

궁금 씨

맥주도 아니고, 괜찮지 않나 싶었는데….

의사

사실, 술의 종류는 별 상관이 없습니다.
알코올은 요산 배출을 방해해 요산 수치
를 올리니까요. 무알코올 맥주가 차라리
낫지요.

요산 수치 기준
2.0mg/dL~
7.0mg/dL

요산 수치가 높으면 어떻게 되나요?

궁금 씨

의사

통풍이 생기기 쉽습니다. 요로결석도 걸리기 쉬워지고요.

경험한 적은 없으신가요?

네. 아직은요.

궁금 씨

의사

운이 좋으신 거예요. 다만 이 수치면 언제 발병해도 이상하지 않을

정도니, 수치를 낮추도록 합시다.

의사

우선, 술을 줄이셔야겠어요. 사실 끊어야 하는데….

밤에 한잔하는 게 큰 낙인데, 쉽지 않을 것 같아요.

궁금 씨

의사

음… 그렇군요. 알겠습니다.

⟩ 음주 수첩으로 알코올 섭취량을 확실히 파악하자!

의사

앞에서 혈압계를 사는 게 좋다는 이야기를 드렸잖아요.

의사

혈압계로 측정한 혈압은 '혈압 수첩'에 적

으며 관리하시는 게 좋습니다. 그와 함께

'음주 수첩'도 만들어 보고요.

'음주 수첩'이요?

궁금 씨

의사

하루에 술을 얼마나 마시는지 기록하는 수첩이에요.

의사

음주 수첩을 쓰기 시작하면, 자신이 어느 정도 알코올을 섭취하는지 확실히 알 수 있습니다.

그렇군요. 알겠습니다. 가능한 한 작심삼일이 되지 않도록 한번 해 보겠습니다.

궁금 씨

⟩ 음주량 목표치는?

그러면 음주량은 어느 정도를 목표로 삼아야 할까요?

궁금 씨

의사

평균 순수 알코올량으로 20g 이하면 적당한 음주량입니다.

음….

궁금 씨

의사

이렇게 얘기하면 잘 모르시겠지요.

의사

알코올 도수 5%인 맥주 500ml 한 병 정도입니다.

너무 적네요.

궁금 씨

의사

알코올 도수 '7%인 츄하이[희석식 소주에 과일향과 탄산수를 더한 술 – 옮

[의이 주]로는 350㎖ 한 캔 정도. 소주는 소주잔으로 두 잔. 궁금 씨가 좋아하는 사케는 180㎖ 정도 드시면 되겠네요.

순수 알코올량 20g

맥주(5%) 500㎖

츄하이(7%) 350㎖

와인(12%) 200㎖

사케(15%) 180㎖

소주(25%) 100㎖

위스키(43%) 60㎖

술을 줄일 수밖에 없겠네요.

궁금 씨

의사

궁금 씨는 사케를 500㎖ 정도씩 일주일에 세 번 드신다고 하셨지요? 그러면 비슷한 양으로 사흘에 한 번 정도 드시면 될 것 같습니다.

아, 하루에 절대 초과하면 안 된다는 건 아니네요.

궁금 씨

의사

넘지 않는 게 가장 좋지만요.

의사 참고 있다가 주말 술자리에서 폭주해 버리면 아무 의미가 없어요. 술 마시고 싶은 욕구가 단번에 폭발하지 않게 간혹 보상을 주는 게 좋습니다. 그래서 사흘에 한 번씩 드시도록 권해드린 거고요.

계속 마셔온 사람은 욕구가 폭발하지 않도록 보상을

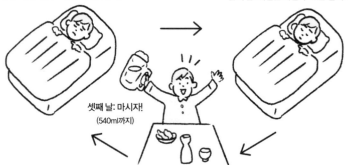

첫날: 어제 마셨으니까 오늘은 쉬자!

둘째 날: 내일은 마실 수 있는 날이다!

셋째 날: 마시자!
(540ml까지)

알겠습니다. 그 정도는 지킬 수 있겠어요.

궁금 씨

의사 우선, 운동을 포함한 계획을 세워서 요산 수치를 낮춰보는 겁니다.

의사 통풍(153쪽 참조)의 무시무시한 통증을 겪고 싶지는 않으시지요?

상상도 안 되지만, 무서우니 열심히 노력하겠습니다.

궁금 씨

웨이트트레이닝의 중요성

의사
'메타볼릭 도미노'의 출발점인 '비만' 대책이 필요하다는 이야기는 했습니다.

의사
궁금 씨는 근육량이 다소 적은 체형이신 것 같은데요….

맞습니다. 젊을 때는 축구, 직장인이 되어서는 골프를 가볍게 즐기는 정도로 해왔지만 요즘은 따로 운동을 하지는 않아서 근육량이 줄어든 것 같아요.

궁금 씨

의사
그런데 이대로 나이가 드시면 '근감소증 비만'이 됩니다.

근감소증 비만이요? 그게 뭔가요?

궁금 씨

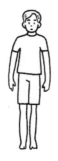
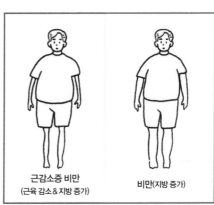

근감소증(근육 감소)   근감소증 비만   비만(지방 증가)
(근육 감소 & 지방 증가)

의사

비만은 지방의 양이 늘어난 상태지만, 근감소증 비만은 지방의 양은 증가하는 동시에 근육의 양은 줄어든 상태를 말합니다.

의사

걱정되는 상황이지요.

어떤 면에서 걱정스러운 건가요?

궁금 씨

의사

근육을 키워놓아야 합니다. 나이가 들면 근육량은 점점 줄어들거든요. 대략 1년에 1%씩 줄어든다고 보시면 됩니다.

의사

근육량이 줄어서 '근감소증' 상태가 되면, 사망 위험이 높아져 노후에 간병에 의지하며 살게 되고요.[42]

근육량이 부족하면 자리보전만 하게 되는 시기가 빨리 온다는 이야기네요.

궁금 씨

근감소증으로 인한 사망 위험과 간병 필요 증가

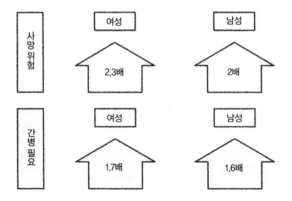

의사

궁금 씨는 당뇨병도 있으니 더욱 지방을 줄이고 근육을 키우는 게
좋습니다.

당뇨병과 지방과 근육은 어떤 관계가 있는 건가요?

궁금 씨

⟩ 당뇨병, 지방, 근육의 삼각관계?

의사

지방은 혈당치를 낮춰주는 '인슐린'이라는 호르몬의 효능을 떨어뜨
리는 작용을 합니다. 즉, 지방이 혈당치를 낮추기 어렵게 만들지요.

의사

그래서 비만에서 출발하는 '메타볼릭 도미노'가 연쇄적으로 일어
나는 거고요.

의사

당뇨병이나 신장병에 걸리면 보통 사람보다 근육이 분해되기 쉬어
져, 근감소증이 진행될 위험이 높아집니다.

근육이 분해된다고요? 이대로 아무것
도 안 하고 노인이 되면 걷지 못하게 될
수도 있겠네요?

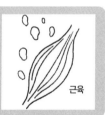

근육

궁금 씨

의사

그렇습니다.

의사

그리고 궁금 씨는 근육을 키우면 여러 장점이 있어요.

의사

그러니 꼭 근력운동을 꼭 해야겠지요. 근육을 키우면 여러 장점이 있는데, 그중 하나가 당뇨 예방과 당뇨 증상 개선입니다. 근육이 커지면 대사가 활발해져 근육세포가 당분을 흡수하는 힘이 커지기 때문이지요.

그렇군요.

궁금 씨

의사

의학계에서도 당뇨 예방에 '웨이트트레이닝'이 중요하다고 이야기합니다. 웨이트트레이닝은 바벨과 같은 기구나 자신의 체중으로 근육에 부담을 줘서 근력을 키우는 운동을 말합니다.

당뇨 예방에 근력운동이 좋다는 거네요!

궁금 씨

알겠습니다. 해봐야겠네요. 어떤 것부터 시작하는 게 좋을까요?

궁금 씨

의사

가장 먼저 추천하는 것은 넙다리 네갈래근 단련입니다. 허벅지 앞쪽, 우리 몸에서 가장 큰 근육이고, 몸을 지탱하는 다리근육이지요.

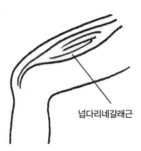

넙다리네갈래근

의사

어차피 단련할 거라면 우선 큰 근육을 단련하는 편이 좋습니다. 집에서 부담 없이 시작할 수 있는 스쿼트부터 시도해 보지요.

네. 알겠습니다.

궁금 씨

의사

그렇게 근육량을 키운 상태에서 유산소운동을 하면, 대사가 활발해져서 비만에서 벗어나기 쉬워집니다.

의사

우선 근력운동으로 당뇨병이 생기지 않을 몸을 만들면서, 유산소운동으로 지방을 연소시키도록 하지요.

노인이 되어서도 잘 걸으려면 지금부터 노력해야겠어요!

궁금 씨

예방노트

• 근력운동의 정도나 강도에 대해

나이가 든다고 근육이 붙지 않는 것은 아닙니다. 평균 90세 정도까지는 웨이트트레이닝을 통해 근육을 키울 수 있다고 합니다.[43]

노인은 주 1회 근력운동을 하면 근육량 현상 유지가 가능하고, 주 2회를 하면 근력 향상을 기대할 수 있습니다. 그러니 주 2회 근력운동을 목표로 삼으면 좋겠습니다.

물론 너무 심한 부하를 가하지는 말고, 제2장(162쪽 참조)에서 소개했듯이 무릎에 부담이 가지 않는 선에서 가볍게 하면 됩니다. 꾸준히 계속하는 것이 중요합니다.

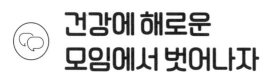

건강에 해로운
모임에서 벗어나자

사람이 자신의 의지만으로 행동을 바꾸는 것은 매우 어렵습니다. 소속된 무리의 영향을 크게 받기 때문이지요.

제가 회사 직원들의 건강을 돌보는 산업의로 일하며 느낀 것은, '건강검진 결과는 부서별로 편차가 크다'는 것이었습니다.

말 그대로 '한솥밥을 먹는 동료'라는 것이지요. 같은 부서 사람들은 같은 시간에 출근해, 함께 점심을 먹으러 가고, 식후 달콤한 커피를 한 손에 들고, 흡연실에서 이야기를 나눕니다. 그리고 비슷하게 연장 근무를 하고요, 함께 술자리에 참석하는 것까지 생활상이 닮게 됩니다.

그렇기에 건강검진 결과도 비슷하게, 콜레스테롤이나 요산 수

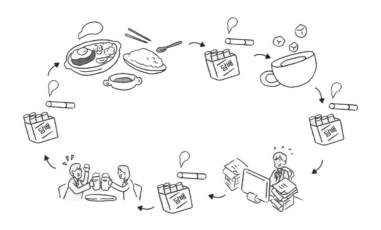

치가 올라가 있는 현상이 목격됩니다.

　물론 생활습관병에는 개개인의 유전적 요인의 영향도 있습니다. 하지만 만병의 근원은 생활 습관이지요. 건강 관점에서 좋지 않은 생활양식을 지닌 집단의 건강검진 수치가 나쁘게 나오는 것은 어떻게 보면 당연한 일입니다. 반대로, 매일 몸에 좋은 재료로 직접 만든 도시락을 먹고, 정시 퇴근하고, 술자리도 적당한 정도에 그치는 팀의 건강검진 결과는 모두 깨끗하고요.

　부정적인 건강검진 결과를 보고 위기감을 느끼면 좋은데, 동료들도 다들 나쁘게 나오면 "야, 너도?"라며 웃어넘깁니다. 나이가 들면 건강이 안 좋아지는 게 당연하다는 이상한 안도감마저 품게 되고요. 이런 게 가장 안 좋은 겁니다.

　동맥경화가 진행돼 50대나 60대에서 심근경색이나 뇌출혈을 일으켰다는 이야기가 드물지 않습니다.

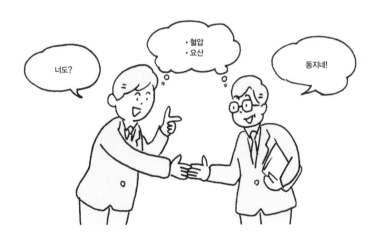

물론 집단 안에서 유별난 행동을 하는 것이 쉽지 않습니다. '동조 압력'이라는 게 있기 때문이지요. 주위 사람들과 똑같이 생각하고 행동하게 만드는 암묵적 강요 아래, 건강을 위해 '튀는 행동'을 하는 사람은 손가락질받기 쉽습니다.

⊘ 선임이나 동료에게 나쁜 습관까지 배운다

담배도 마찬가지입니다. 주위 사람들이 피우고 있으니까 괜찮아 보이죠. 같이 움직여야 할 것 같아서 흡연실까지 따라가 흡연자가 되는 패턴이 드물지 않습니다.

하지만 결과적으로 니코틴 의존증이 되면 모든 질병 위험이 올라갑니다.

늦게까지 에너지 드링크를 마셔가면서 일을 척척 해내지 않으면 승진을 못할 것 같고, 상사가 자꾸 흡연실로 부르면 금연을 포기하게 되는 등 여러 유혹이 있을 것입니다.

하지만 70세나 75세까지 일해야 하는 현대인으로서는 다시 생각하지 않으면 안 됩니다.

건강검진에서 위기 신호를 발견한 분이라면 용기를 갖고 동조 압력을 이겨내시길 바랍니다.

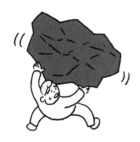

예방노트

• 교류를 줄일 것인가 건강을 포기할 것인가

직장의 영향을 배제하기는 어렵습니다. 하지만 교우 관계나 취미 활동의 영향으로

건강에 나쁜 습관을 갖게 됐다면 그 관계에서 벗어나는 선택도 생각해야 합니다.

일상에서의 나쁜 습관은 건강에 해롭습니다.

조직의 관리자는 자신의 팀에 이런 '나쁜 문화'가 뿌리내리고 있지 않은지 주의를

기울여야 합니다.

건강한 습관을 가진 팀을 만들면, 더 효율적으로 좋은 결과를 얻을 수 있습니다.

주위로부터 건강에 나쁜 영향을 받지 않으려면 다음과 같은 사항을 유념해야 합니다.

- 교류의 방식을 바꾼다
- 건강관리에 신경 쓴다
- 건강한 사람과 집단을 본받는다
- 건강을 해치는 커뮤니티에서 빠져나온다

수영으로는 예방이 되지 않는다! 태양과 지면으로부터의 자극이 필요한 병은?

아내가 건강 문제로 궁금한 점이 있다고 해요.

궁금 씨

네. 말씀하세요.

의사

머칠 전에 골밀도검사를 했는데, 같은 연령대 평균치보다 상당히 낮은 수치가 나왔어요.

이해 씨

평소에 우유도 잘 마시는데 왜 그럴까요?

이해 씨

의사

여성은 골밀도가 떨어지는 '골다공증(46쪽 참조)'에 걸리기 쉽습니다. 또 생활 습관에 따라 발병 위험이 커질 수 있고요.

골밀도/골다공증의 경계

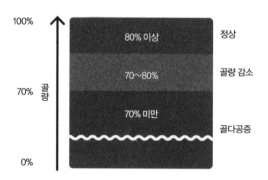

우선, 칼슘을 섭취하는 건 좋습니다. 계속 섭취해 주세요.
중장년층의 권장섭취량은 650~700mg입니다.[44]

의사

〉 지면으로부터의 자극과 태양광이 뼈를 튼튼하게 한다

이해 씨는 평소에 운동을 좀 하시나요?

의사

거의 안 해요. 가끔 수영장에서 수중 걷기 하는 정도?

이해 씨

운동을 하시는 게 좋겠어요.
걷기나 에어로빅 등 지면으로부터 자
극을 받을 수 있는 운동이 골다공증
을 예방할 수 있습니다. 수영은 뼈에
자극을 주지 않아서 골다공증 예방
에는 그다지 효과적이지 않아요.

의사

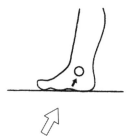

그렇군요. 앞으로는 걷기를 해봐야겠네요.

이해 씨

골다공증 예방에 좋은 것으로, '햇볕 쬐기'도 있습니다.

의사

햇볕이요?

이해 씨

네. 일광욕을 하면, 태양광에 포함된 자외선에 피부가 반응해 비타
민D가 만들어집니다.

의사

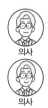 의사

비타민D는 장에서 칼슘 흡수를 촉진하는 작용을 하지요.

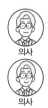 의사

이해 씨는 이미 칼슘을 섭취하고 있으니, 햇볕을 쬐어서 비타민D 가 생성되게 하면 칼슘을 제대로 흡수할 수 있을 겁니다.

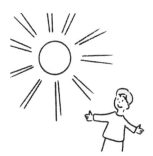

피부에서 그런 작용이 일어나는지 전혀 몰랐어요. 이해 씨

실내 수영장에서만 운동을 하면 이중으로 손해네요. 이해 씨

 의사

비타민D는 어패류나 표고버섯 등의 버섯류, 달걀 등에 포함되어 있 으니 음식물로 섭취하는 것도 유념해 주세요.

감사합니다. 지금까지 한번도 의식해 본 적 없는 이야기였어요. 이해 씨

〉 집에서 넘어져 그대로 자리보전을 하게 된 사람이 많다

의사

아, 집은 괜찮은가요?

네? 그게 무슨 말씀이시죠?

궁금 씨

의사

골밀도가 저하되면, 한 번만 넘어져도 골절되거나, 자리보전을 하게 되거나, 휠체어 생활을 하기도 합니다(46쪽 참조).

의사

병원에 있으면 넘어져서 뼈가 부러져 구급차에 실려 오는 사람이 정말 많아요. 만약 단차가 큰 집이면 문턱을 없애고 높이를 맞추는 배리어프리[장애인이나 고령자, 임산부 등 사회적 약자들이, 사회생활을 하는 데 지장을 주는 물리적인 장애물이나 심리적인 장벽을 없애기 위한 운동이나 정책 – 옮긴이 주] 설비를 해두시는 게 좋습니다.

저희 집은 가파른 계단도 많고, 화장실이나 현관도 상당한 단차가 있어요. 당장 배리어프리로 바꾸긴 어렵지만요….

궁금 씨

의사

당장 바꾸지 않으셔도 됩니다. 그저 10년 20년 뒤에 내 몸 상태가 어떨지 상상해 보고, 그때의 대책을 지금부터 준비해 두는 게 좋겠어요.

의사

집에 대해서는 자녀분들과도 상의하면서 조금씩 준비하시면 좋을 듯합니다.

소 잃고 외양간 고치면 늦겠지요? 네. 아이들과 상의해 보겠습니다.

궁금 씨

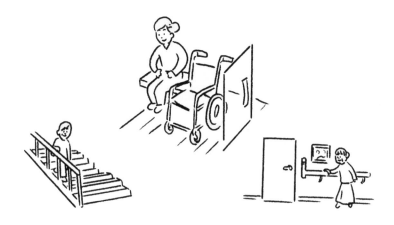

· 섭취한 칼슘이 헛되지 않도록!

한국인의 평균 칼슘 섭취량은 2022년 통계 기준 492mg으로, 성인 권장섭취량보다 200mg 이상 적습니다. 거기에 햇볕을 쬐지 않고 운동도 게을리하면, 그나마 섭취한 칼슘도 활용하지 못하고 뼈밀도가 낮아집니다.

칼슘을 의식적으로 섭취하고, 낮 동안 햇볕을 쬐면서 걷기, 달리기 등 발을 자극하는 운동을 하면 뼈 건강을 유지할 수 있습니다.

계속 앉아만 있어서
생기는 문제를 상쇄하는 방법

의사

궁금 씨, 재택근무할 때가 많다고 하셨죠? 하루에 몇 시간 정도 앉아계신가요?

음, 오전 9시부터 오후 5시까지 재택근무니까 거의 내내 앉아있네요. 저녁에는 TV를 보고, 가족과 함께 지내는 저녁 7시부터 10시까지 또 앉아있고요. 합해서 11시간 정도 되는 것 같은데요.

궁금 씨

의사

상당히 긴 시간이네요.
현대인의 생활로서는 평범할 수도 있겠지만요.

의사

실은 운동을 하지 않고 앉아있는 시간이 8시간 이상인 사람은 사망률이 약 60% 이상 높아진다는 연구 결과가 있습니다.[45]

네? 너무 무섭네요. 앉아있는 게 그 정도로 건강에 해로운 줄은 몰랐어요.

궁금 씨

의사

1950년대에도 앉아있는 게 건강에 어떤 영향을 끼치는지 조사한 연구가 있었어요.

영국의 모리스 박사라는 연구자가 런던을 오가는 '루트마스터 버스

Routemaster Bus'라는 2층 버스에서, 내내 앉아있는 운전자와, 쉴 새 없이 움직이는 버스 승무원 중 어느 쪽이 심근경색에 걸릴 위험이 있는지 조사를 했는데, 운전자 쪽이 발작을 일으킬 확률이 더 높았다는 결론을 얻었다고 합니다.

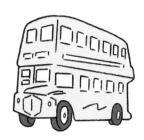

의사

이런 이야기가 1950년대부터 있었다니 놀랍지 않나요?[46]

흥미로운 이야기네요.

궁금 씨

⟩ 앉아서 하는 일을 서서 하는 일로 바꿔보자

그런데 어떡합니까? 앉지 않으면 일을 할 수가 없는데….

궁금 씨

의사

말씀대로 상당히 어려운 일이지요. 하지만 구글 같은 미국 대기업에서는 서서 일을 하고 회의를 할 수 있도록 '스탠딩 데스크'를 사용하기도 한답니다.

의사

'앉아있어서' 생기는 건강의 해로운 면을 조금이라도 덜기 위함이겠지요.

책상 높이를 바꿔서 서서 일할 수 있게 한 것이네요.

궁금 씨

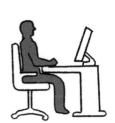 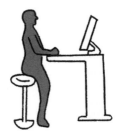 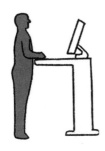

의사

물론 계속 서있으면 피곤해하는 사람도 있기 때문에, 그런 경우 부분적으로 서서 일하는 양을 늘리는 것도 좋습니다.

의사

스탠딩 데스크 중에는 높이를 바꿀 수 있는 것도 있어서, 서서 일할 때만 책상을 높일 수도 있답니다.

그렇군요. 서서 일할지 앉아서 일할지, 하나로만 정하지 않아도 되는 거네요.

궁금 씨

의사

어디까지나 정도의 문제니까요. 가장 중요한 것은 '지속하는 것' 입니다.

의사

또, 이것도 운동에 대한 이야기인데, 계속 앉아있어서 생기는 해로움을 운동으로 상쇄할 수 있을지도 모른다는 논문이 있습니다.[47]

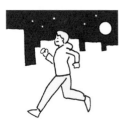

의사

낮에 생긴 마이너스 효과를 밤에 달려 생긴 플러스 효과로 상쇄한 다는 선택지가 있지요.

어쨌든 운동은 모든 것의 기본이네요. 마음 깊이 새기겠습니다.

궁금 씨

예방노트

· 자세를 바꿔 활력 되찾기

현대인은 낮에 8시간 이상 앉아있는 경우가 적지 않습니다.

의외로 잘 알려져 있지 않지만, '앉아있는 시간을 최소화'하는 것은 예방의학적으로 매우 유용합니다. 스탠딩 데스크를 사용하거나 운동하는 습관을 들이는 것도 좋습니다. 30분마다 한 번씩 일어나서 움직이거나, 앉은 채로 다리를 덜덜 떠는 것도 효과가 있다는 연구 결과도 있습니다.[48] 하지만 30분에 한 번씩 일어나더라도 흡연실로 향하는 건 금물입니다.

식사는 몸도 만들고
병도 만든다

의사

이제 식사 얘기를 해봅시다. 아침으로 어떤 걸 드시나요?

궁금 씨

아침은, 토스트에 마가린을 바르고 달걀과 곁들여서 먹고 있어요. 늘 이렇게 먹는 편이지요. 요거트를 챙기거나 커피도 자주 마시고요.

의사

그렇군요. 큰 문제는 아니지만, 마가린에는 '트랜스지방산(91쪽 참조)'이라는 성분이 들어있습니다. 그 성분은 나쁜 콜레스테롤(LDL)을 높이고, 좋은 콜레스테롤(HDL)을 낮추지요.

의사

궁금 씨는 나쁜 콜레스테롤이 상당히 높은 상태니 주의하셔야 합니다.

궁금 씨

아… 그랬군요. 마가린이 건강에 나쁜지 몰랐어요.

의사

모든 마가린이 그렇지는 않아요. 트랜스지방산 함량을 낮춘 제품도 있지요. 마가린 맛을 좋아하신다면, 그렇게 신경을 쓴 제품을 드시는 것도 괜찮습니다.

의사

그 밖에 요구르트 같은 발효식품, 크림이나 설탕을 넣지 않은 블랙커피는 건강에 긍정적 영향을 미친다고도 하고요.

⟩ '밥을 남기면 안 된다'는 생각은 버리자

의사

궁금 씨, 점심은 어떻게 드세요?

궁금 씨

점심은 회사 동료들과 밖에서 먹을 때가 많아요. 가까운 중국집에서는 곱빼기를 시켜도 추가 요금을 안 내서 저도 모르게 과식을 하기도….

의사

생활습관병이 있는 분에게 과식은 금물입니다. 궁금 씨는 비만인 데다 고혈압에 이상지질혈증까지 있으니, 가능한 한 과식의 유혹을 이기셔야 합니다.

의사

그리고 많은 양의 음식이 있어도, 다 드실 필요는 없습니다. 밥을 남기면 안 된다는 생각을 버리세요.

궁금 씨

으음… 어릴 때부터 밥을 남기면 안 된다고 배워서요. 어렸을 땐 밥을 남기면 심지어 맞기도 하는 시대였으니까요.

의사

이해합니다. 물론 벼를 재배한 농부와 음식을 만드신 분께 감사하는 마음을 지니는 것은 중요하지요. 하지만 감사하는 마음을 갖는 것과 밥을 남기는 것은 별개로 봐야 해요.

의사

매번 억지로 다 먹으면, 지금 궁금 씨처럼 병이 생길 수가 있어요.

의사

비만, 고혈압, 이상지질혈증은 동맥경화를 일으켜 큰 병으로 이어질 수 있습니다. 열심히 요리를 한 사람도, 벼를 재배한 농부도 궁금 씨의 병이 악화되는 걸 바라지는 않겠지요.

의사

'먹지 못하겠으면 남긴다'라고 기억해 주세요. "잘 먹었습니다. 맛있었어요. 남겨서 죄송합니다"라고 확실하게 이야기하면 됩니다. 그렇지 않을까요?

듣고 보니 그렇네요. 예전부터 무리해서라도 다 먹는 버릇이 있었는데… 이제 중년이고 하니, 습관이나 사고방식을 좀 바꿔서 몸을 돌봐야겠네요.

궁금 씨

의사

좋습니다. 그럼, 점심을 드신 후에는요?

금연 중이라 동료와 흡연실에도 못 가니까, 입이 심심해서 캔 커피를 마십니다.

궁금 씨

의사

캔 커피엔 감미료가 들어있겠지요?

그렇겠지요. 달콤하니까요.

궁금 씨

의사

가능하면 블랙커피나 차로 대신하는 게 좋습니다. 캔 커피에는 각설탕 세 개 분량의 당분이 들어있고, 이걸 매일 섭취하면 결코 무시할 수 없는 양이 되겠지요.

음료에 들어 있는 당(각설탕) 함유량(평균치)

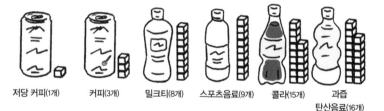

저당 커피(1개)   커피(3개)   밀크티(8개)   스포츠음료(9개)   콜라(15개)   과즙 탄산음료(16개)

알겠습니다. 이제부터 블랙커피를 마셔야겠네요.
단 게 먹고 싶어도 참아야겠어요.

궁금 씨

의사

가끔은 괜찮습니다. 매일 드시면 곤란하고요.

> **염분을 줄이려면 조미료와 육수를 신경 써야!**

의사

끝으로 저녁 식사는 어떤가요?

저녁 식단은 딱 정해져 있진 않고요. 쌀밥, 된장국, 샐러드, 생선조림, 고기감자조림… 이런 식으로 먹을 때가 많네요.

궁금 씨

의사

근사합니다. 참고로, 염분의 양은 신경 쓰고 계신가요?

아내가 염분을 줄이려고 하는 것 같아요.

궁금 씨

의사

된장국은 염분이 많아지기 쉬운 요리지요. 염분이 얼마나 함유되어 있느냐에 따라 다르긴 하지만, 추가로 드시지는 않는 게 좋아요. 염분을 낮춘 저염 간장이나 조미료를 사용하면 맛을 유지하면서 걱정을 덜 수 있습니다. 양념으로 유자나 레몬 같은 감귤류나 고추, 후추 등의 향신료를 사용하는 것도 추천합니다.

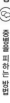
그렇군요. 조언해 주신 것을 식단에 반영해 보겠습니다.

궁금 씨

의사

식사는 자신의 몸을 형성하는 에너지원입니다. 계속 신경을 쓰는 게 바람직하지요.

염분량 줄이는 방법

만들기

저염 조미료 쓰기

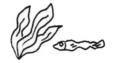

국물 맛내기에 멸치와 다시마 활용

향신료와 허브 사용

먹기

간장류를 분무기에 담아 사용

절인 음식 자제

국·면류, 장국 적게 먹기

• 건강에 좋은 식사하기

이탈리아 그리스 사람들이 먹는 '지중해식 식단'이 건강수명을 늘리는 데 효과적이라는 논문이 많습니다.[49]

지중해식 식단에는 다음과 같은 특징이 있습니다.

- 도정하지 않은 통곡물, 신선한 채소와 과일 중심
- 주식은 붉은 살코기로 적게, 생선은 많이
- 견과류, 올리브오일 사용
- 달걀 섭취량은 4개 미만

이런 것들을 평소 식생활에 부분적으로 실천해 보는 것도 좋습니다.

7시간 수면으로 사망 위험을 최소화

의사
요즘 주무시는 건 좀 어떠세요?

아… 잠이 잘 오지 않아요. 침대에 누워서도 30분 이상 휴대폰으로 유튜브를 봅니다. 보기 시작한 지 얼마 안 됐는데 끊을 수가 없어요.

궁금 씨

의사
그렇군요. 보통 몇 시에 잠자리에 들어서 몇 시에 일어나시지요?

이것저것 하다 보면 밤 2시 정도에 자서 오전 7시 정도에 일어나네요.

궁금 씨

일본 사람들의 평일 평균수면 시간

평균 몇 시간 정도 수면을 취합니까?(휴일 제외)

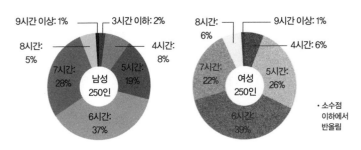

9시간 이상: 1% 3시간 이하: 2%
8시간: 5% 4시간: 8%
7시간: 28% **남성 250인** 5시간: 19%
6시간: 37%

8시간: 6% 9시간 이상: 1%
7시간: 22% 4시간: 6%
여성 250인 5시간: 26%
6시간: 39%
• 소수점 이하에서 반올림

※ 출처: 호켄맘모스

[필립스PHILIPS의 2021년 발표에 따르면 한국인의 평일 평균수면 시간은 6.7시간 주말 7.4시간으로 나타났다 - 옮긴이 주]

의사

5시간 주무시는군요. 수면 시간이 좀 더 길면 좋겠네요.

부족한가요? 어느 정도면 좋을까요?

궁금 씨

의사

너무 엄격하게 얽매일 필요는 없지만 7시간 수면을 취할 때 가장 사망률이 낮다는 연구 결과가 있습니다.[50] 우선 그걸 목표로 삼지요.

두 시간 차이네요. 일어나는 시간은 바꿀 수 없으니 좀 더 일찍 잠들어야 하는데… 잠이 좀 잘 들면 좋겠어요.

궁금 씨

의사

새벽 2시는 조금 늦은 시간이지요. 주무시기 전에 유튜브 시청 외에 또 무슨 일을 하시나요?

TV를 봅니다. 심야방송이 재미있어서요.

궁금 씨

의사

휴대폰 불빛을 포함해서 잠들기 전에 빛을 쬐면, 뇌가 낮이라고 착각을 합니다. 잠을 부르는 멜라토닌이라는 호르몬 분비량이 감소하지요.

의사

가능한 한 자기 전에는 어둡게 고요하게 있는 시간이 필요해요. 재미있는 방송이면 녹화하거나, 온라인 동영상 서비스 등을 통해서 다른 이른 시간대에 시청해 보세요.

확실히 잠깐 보고 자려고 했는데 눈이 더 말똥말똥해진 때도 있었던 것 같아요. 휴대폰은 무심코 만지게 되니까요.

궁금 씨

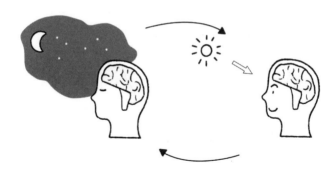

의사

무심코 만지게 된다니 침상에 두지 않으면 어떨까요? 거실에서 충전한다든지….

의사

잠자리에서는 독서 시간을 가져보는 것도 나쁘지 않습니다.

그거 좋은 방법이네요. 마침 읽지 않고 미뤄둔 책이 산더미라….

궁금 씨

그런데 스마트폰을 알람 대신 쓰고 있어서….

궁금 씨

의사

그렇다면 알람 시계를 삽시다!

그래야겠네요!

궁금 씨

⟩ 입욕으로 몸이 따끈해지는 타이밍이 중요

의사

아, 그런데 욕실에서는 욕조에 몸을 담그시나요?

아니요. 저는 '샤워파'입니다.

궁금 씨

의사

과학적 근거가 있는 이야기는 아 닙니다만, 잠자리에 들기 90분쯤 전에 욕조에 몸을 담그면, 몸속 깊 은 곳의 체온이 상승하고, 잠들 무 렵에는 반동으로 체온이 저하돼 편안하게 잠들 수 있다고 하더라 고요. 시도해 보셔도 좋을 것 같아요.

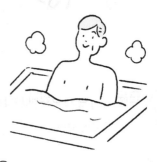

그렇군요! 알겠습니다. 해보겠습니다.

궁금 씨

의사

수면에 대해서는 과학적 데이터도 중요하지만, 다양한 시도를 통 해 자신에게 맞는 방법을 찾는 게 가장 좋습니다.

의사

가령, 향을 피워본다든지, 재즈 음악을 듣는다든지… 여러모로 자 신에게 맞는 수면 환경을 찾아봅시다.

감사합니다. 일단 스마트폰은 서재에 두고, 잠자리에서는 밀린 책 을 읽어보도록 하겠습니다.

궁금 씨

예방노트

• 수면은 자신의 몸 상태를 비추는 거울

우울증 초기 증상에도 잠이 잘 오지 않는 '입면 장애'나 자는 도중에 여러 번 깨는 '중도 각성' 같은 증상이 있습니다.

자고 싶어도 잠을 못 잘 때는 내과에서 불면증 상담을 받는 것도 나쁘지 않습니다. 의존성이 낮은 수면제가 몇 가지 있습니다. 혹시 불면증과 함께 기분이 침체돼 있다면 정신과 클리닉에서 상담을 받아보시길 바랍니다.

사망 위험을
14% 줄이는 방법

의사

궁금 씨, 잠깐 휴대폰 좀 보여주실 수 있을까요?

의사

걸음 수 측정 앱이 깔려있는데 평소 걸음 수는 확인하고 계신가요?

예전에는 가끔 확인하다가 요즘에는 거의 신경 안 쓰고 있어요.

궁금 씨

걸음 수가 얼마나 될지….

궁금 씨

의사

평균 걸음 수가 4,000보 정도
되네요. 적게 걸으시는 겁니다.
데이터를 보니, 작년에는
7,000보 정도 걸으셨던데요?

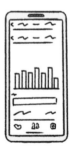

실은 요즘 재택근무가 늘어서 출근 횟수가 줄었어요. 그래서인지
5kg 정도 살이 찌기도 했고요.

궁금 씨

의사

그렇군요.

의사　참고로 오늘 채혈 검사에서도 궁금 씨의 당뇨병(37쪽 참조) 상태를 반영하는 'HbA1c(혈액 속 헤모글로빈. 41쪽, 235쪽 참조)' 수치가 올라가서 8.2가 되어 있습니다.

꽤 올라갔네요. 8 이상이 된 건 몇 년 만인 것 같아요.

궁금 씨

의사　전에도 말씀드렸지만 당뇨 증상이 악화되면 우리 몸에서 경찰 역할을 하는 백혈구의 기능을 포함해 전반적인 면역 기능이 떨어집니다.

건강할 때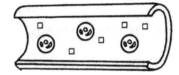

당뇨병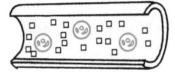

의사　그럴 때 바이러스에라도 감염되면 중증이 될 위험도 커지게 되지요.

그건 좀 무섭네요. 하지만 집에 있는 시간이 많으니 감염되진 않겠지요.

궁금 씨

의사　계속 집에만 계시진 않겠지요.

이대로 수치가 나빠져서 혹시라도 HbA1c 수치가 10을 초과하게 되면 혼수상태가 될 수도 있습니다. 그러니 빨리 대책을 세워보지요.

우선 걸음 수를 늘리는 것부터 시작합시다.

⟩ 자신의 몸에 맞게 조금씩

음… 알겠습니다. 하루 몇 보 정도를 목표로 삼으면 좋은가요?

대략 하루 8,000~10,000보를 목표로 하면 좋습니다.

미국에서 15,000명을 대상으로 진행한 연구에 따르면, 하루 8,000보까지는 걸을수록 수명이 늘어난 걸로 나타났다고 하네요. 그 이상으로는 걸음이 늘어도 수명에 큰 변화가 없다는 결과가 있습니다.[51] 그러니 우선은 8,000보 목표로 해보시지요

궁금 씨는 현재 4,000보 정도를 걷고 있으니 우선은 6,000보로 시작하는 게 좋겠습니다. 무리가 되지 않게요.

알겠습니다. 앞으로 2,000보 정도는 어떻게든 늘려봐야겠네요.

점심시간에 나와서 가볍게 산책을 하시지요. 가능하다면 밤에 걷거나 달리는 시간을 정하는 것도 좋습니다.

각 증상을 예방하기 위해 필요한 걸음 수(추정치)

걸음 수	예방할 수 있는 증상
2,000보	자리보전
4,000보	우울감
5,000보	간병 필요, 치매, 심장질환, 뇌졸중
7,000보	암, 동맥경화, 골다공증
7,500보	근육 감소, 체력 저하
8,000보	고혈압, 당뇨병, 이상지질혈증, 대사증후군

※출처: Aoyagi Y, et al. Walking velocity measured over 5m as a basis of exercise prescrintion for the elderly: preliminary data from the Nakanojo Study. Eur J Appl Physiol. 93 (1–2): 217–23, 2004.

의사

하루에 단 15분만 운동해도, 운동량 0인 사람에 비해 사망 위험이 14%나 줄었다는 연구 결과도 있습니다.[52] 즉, 10~15분 걷기를 습관화하는 것은 매우 가치 있는 일인 것이지요.

이렇게 걸음 수를 매일 체크하다 보면 운동을 빼먹는 날이 불안할 것 같네요.

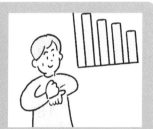

궁금 씨

오늘부터 확실히 걸어보겠습니다!

궁금 씨

휴대폰으로 걸음 수를 체크할 수 있는 세상이 되었으니 제대로 이용해 봐야지요. 감사합니다.

궁금 씨

예방노트

· 단 10분 운동이 미래에 대한 최고의 투자

대장암이나 생활습관병, 치매를 비롯해 예방의학에서 운동보다 좋은 대책은 없습니다. 하루에 '운동량 제로'라는 것은 매우 무서운 일입니다. 10분에서 15분만 걸어줘도 건강에 큰 차이가 생긴다는 것을 반드시 기억하시길 바랍니다.

운동이라고 하면 부담감이 먼저 들 수도 있습니다. 하지만 15분 정도면 어렵지 않겠지요. 미래를 위한 확실한 투자가 운동입니다.

사람은 언제 죽을지
알 수 없기에, '인생회의'

의사

궁금 씨의 생활 패턴 대해 이야기해 주셔서 감사합니다! 서로에게 좋은 시간이 된 것 같네요.

의사

끝으로 중요한 말씀 하나를 드리고자 합니다. 말씀드린 예방의학은 노후를 향해 가는, 삶에 있어서 매우 중요한 주제입니다. 질병이 생길 위험을 낮추는 데 확실하게 기여하기 때문이지요.

의사

하지만 그에 못지않게 중요한 사실은, '그럼에도, 사람은 언제 죽을지 아무도 모른다'는 겁니다.

일전에 간병을 주제로 한 TV 프로그램을 아내와 함께 보면서, "죽을 때는 가능한 한 고통스럽지 않게 가고 싶다"는 이야기를 나눴던 기억이 나네요.

궁금 씨

의사

사실, 노년에 이른 사람 중 70% 정도는 치매나, 의식의 몽롱함으로 인해 "이렇게 해주면 좋겠다"는 의지를 전할 수 없는 상태라는 연구 결과도 있습니다.

제 어머니와도 생전에 한 번도 그런 이야기를 나눠본 적이 없는 것 같아요. 돌아가시기 전에는 치매까지 생겨서 제대로 판단하실 수 있는 상태도 아니었고요.

궁금 씨

결국은 자식인 제 판단으로 코로 음식물을 넣거나, 위로 직접 영양을 공급하는 시술을 했는데, 만약 어머니가 온전한 상태라면 결정을 하셨을지… 미리 들어두었다면 그대로 했겠지요.
궁금 씨

의사
본인의 의향을 미리 알아두지 않으면, 결정적 시기에 가족은 판단을 망설일 때가 많습니다.

⟩ 가족이나 계속 진료를 받아온 의사와 이야기를 해두자

의사
'말년에 어떻게 대응하면 좋겠는가?' 이 문제는 때에 따라 생각이 바뀔 수도 있으니, 현재 궁금 씨의 상황에서 당장 결정할 필요는 없을 것 같습니다.

의사
하지만 앞으로 해를 거듭하다가, 혹시 몸 상태의 변화가 생겼을 때, 그때는 아내나 자녀, 담당 의사에게 이야기를 해두는 것이 좋겠지요.

아이도 이제 성년이 되어서인지, 학기를 마치고 집에 오면 제법 든든한 느낌이 있어요. 슬슬 그런 이야기를 할 때가 됐을지도 모르겠네요.
궁금 씨

의사
혹시라도 불의의 사태가 닥쳤을 때를 대비해 자신이 희망하는 의료 처치에 대해 가족이나 담당 의사와 상담하고, 그 내용을 공유하는 것을 '인생회의'라고 합니다.

대리인을 지정해 둔다

'인생회의'라… 들어본 적은 있지만 실행하려고 생각해 본 적은 없네요. 하지만 어머니가 돌아가셨을 때의 경험은 가슴 깊이 새겨져 있습니다. 정말 중요한 일이지요. 궁금 씨

 의사 인생회의를 통해, 만일의 경우에 대비해서 '사전연명의료의향서'를 남길 수도 있고 '대리인'을 지정할 수도 있습니다.

어쩐지 유언 같네요. 남겨진 가족을 고민에 빠지게 하고 싶지 않으니 서면으로 남겨두는 게 좋겠어요. 대리인은 아내에게 부탁하고 싶네요. 저에 대해 제일 잘 아는 사람이니까요. 궁금 씨

 의사 마무리로 너무 무거운 이야기를 해버렸네요. 하지만 꼭 생각해 보셨으면 하는 주제라서요.

 의사 '인생 100세 시대'를 준비한다고 보면 이제 막 반환점을 돌았을 뿐입니다. 앞으로도 일도 취미도, 더 정력적으로 해보시길 바랍니다.

 의사 그러려면 무엇보다 몸이 재산이 되겠지요. 예방에는 '늦었다'는 말이 통하지 않습니다. 이번에 알려드린 예방의학 정보를 바로 실천하시길 바랍니다.

이번 상담을 통해 제 삶을 돌아보고, 건강에 소홀했던 부분을 알아차릴 수 있었습니다. 집으로 돌아가면 앞으로의 목표를 종이에 적어서 서재에 붙여놓을 생각입니다! 궁금 씨

의사

아주 좋은 생각이십니다! 하지만 처음에 너무 무리해서 지속하지 못하면 오히려 손해라는 것도 기억해 주세요. 스트레스를 받지 않는 범위에서 조금씩 노력하시면 됩니다. 곤란한 일이 생기면 언제든 상담해 주시고요.

감사합니다. 우선 분변잠혈검사 결과지를 들고 대장내시경검사를 받으려고요. 앞으로도 잘 부탁드립니다!

궁금 씨

건강검진 결과에서 이 수치에 주목하라

건강검진 결과 통보서

이름 **김궁금** 나이 **53세** 성별 **남**

검사 항목		기준치		이번 검사	지난 검사
신체측정	신장(cm)			171.1	171.3
	체중(kg)			96.6	87.6
	BMI	18.5~25 미만	①	**33**	30
	허리둘레(cm)	남 85 여 90 미만		92	85
혈압	수축기/이완기(mmHg)	140 미만 / 90 미만	②	**150/87**	135/80
지질대사	LDL 콜레스테롤(mg/dl)	140 미만		**183**	150
	HDL 콜레스테롤(mg/dl)	40 이상	③	**35**	35
	중성지방(mg/dl)	30~149		**343**	320
통풍	요산 수치	7 미만	④	9.3	8.2
신장기능	크레아티닌(Cr)(mg/dl)	남 0.61~1.04 여 0.47~0.79	⑤	**1.2**	0.9
	사구체여과율(GFR)			**50.9**	69.7
간기능	AST(GOT)(IU/l)	31 미만		**53**	39
	ALT(GPT)(IU/l)	31 미만	⑥	**50.9**	35.4
	γ-GTP(IU/l)	51 미만		29	27
혈당	공복혈당(mg/dl)	100 미만	⑦	**152**	145
	HbA1c(NGSP)	5.6 미만		**8.2**	7.8
빈혈	적혈구수(×10⁴)	남 410~530 여 380~480		470	465
	헤모글로빈(Hb)(%)	남 13.5~17 여 11.5~15	⑧	**9.8**	11.5

① 체질량지수(BMI)

체질량지수(BMI)는 체중(kg)÷(신장(m)×신장(m))으로 나타낸 수치입니다.

일본에서는 25 이상을 비만, 18.5 미만을 저체중으로 봅니다[대한비만학회에서는 BMI 23~24.9를 비만 전 단계 혹은 과체중으로 더 세분화해서 구분함 – 옮긴이 주].

BMI는 너무 높거나 너무 낮아도 건강에 해롭습니다. 일본 중장년 35만 명을 대상으로 한 조사에서는 BMI 21~27 사이가 가장 사망률이 낮았다는 결과가 있습니다. 그러니 '조금 살이 찐' 정도라면 그다지 신경 쓰지 않아도 될 듯합니다. 하지만 BMI 30이 넘거나 역으로 20에 못 미치는 분은 주의해야 합니다.

다만, BMI는 지방량과 근육량을 구분해서 반영하고 있지는 않습니다. 즉, 근육량이 적고, 지방량이 많다면 BMI 수치가 정상적이라도 신체 균형이 좋다고는 할 수 없습니다.

또, 지방간도 주의해야 합니다. BMI가 높은 사람은 AST나 ALT가 높은 사람에 비해 지방간일 확률이 높다는 연구 결과가 있습니다.

> 방문할 과 ▷ **일반 내과(비만 외래 등)**

② 혈압

기본적으로 수축기혈압(앞쪽에 적힌 혈압)을 보면 됩니다.

기준치는 140/90이지만, 이상적인 혈압은 120 이하입니다(125쪽 참조).

수축기혈압이 130 미만이면 심부전, 신부전, 뇌졸중 등의 위험이 낮아진다는 연구 결과가 있습니다. 생활 습관을 개선했는데도 수치가 기준치(140/90) 아래로 내려오지 않는다면 병원을 방문하시길 바랍니다.

> 방문할 과 ▷ **일반 내과, 순환기내과**

③ LDL·HDL·중성지방

LDL은 이른바 '나쁜 콜레스테롤', HDL은 '좋은 콜레스테롤'입니다. LDL은 높으면 높을수록, HDL은 낮으면 낮을수록 동맥경화 위험이 높아집니다. 총 콜레스테롤 수치보다 이 LDL과 HDL 수치에 주목해야 합니다.

- LDL: 기준치는 '140'이지만, 160을 넘으면 심장병 위험이 2.6배, 180을 넘으면 5.7배 증가한다는 자료가 있습니다. 160을 넘으면 일단 병원 진료를 받으시길 바랍니다.
- HDL: 잉여 LDL을 수거해 주는 '쓰레기 수거차' 같은 존재입니다. HDL 기준치는 '40'으로, 기준치를 하회하는 사람은 심근경색 위험이 2.5배 증가한다는 자료가 있습니다.
- 중성지방(TG): 술을 많이 마시는 사람이나 비만인 사람은 이 수치가 높아지기 쉽습니다. 중성지방의 기준치는 '150'입니다. 300을 넘으면 심장병 위험이 2배가 되고, 500을 넘으면 급성췌장염 위험이 2배가 된다는 자료가 있습니다. 급성췌장염이 생기면 배와 등에 격렬한 통증이 일어납니다. 300이 넘으면 병원에 반드시 가도록 합시다.

방문할 과 ＞ **일반 내과**

④ 요산 수치

요산 수치의 기준은 '7'. 높으면 높을수록 통풍이나 요로결석이 생길 위험이 커집니다. 5년간의 통풍 발병률을 보면, 수치 7대에서는 2%지만, 9대에서는 20%, 10대를 넘기면 30%라는 연구 결과도 있습니다. 7까지 가지 않도록 주의합시다.

방문할 과 ＞ **일반 내과**

⑤ 크레아티닌(Cr)·사구체여과율(GFR)

- 크레아티닌(Cr): 크레아티닌은 운동을 한 뒤 근육에서 나오는 '노폐물'입니다. 신장은 사람의 몸에서 노폐물 처리를 담당합니다. 노폐물인 크레아티닌을 제대로 배출할 수 있는가 아닌가로 신장 기능을 확인합니다. 그런데 크레아티닌은 근육량이나 운동량에 따라 달라지기 때문에 남성과 여성은 기준치가 다릅니다(남성 기준치는 약 0.8, 여성 기준치는 약 0.6). 크레아티닌 수치는 대략 '1 이하면 보통 괜찮다, 2 이상이면 병원 검진'이라고 기억해 둡시다.

- 사구체여과율(GFR): GFR 수치는 크레아티닌 수치보다 더 정확합니다. 다만 직접적인 사구체여과율 검사 과정은 번거롭기 때문에 크레아티닌 수치를 연령과 성별로 조정한 '추정 사구체여과율(eGFR)' 수치로 확인합니다[대한신장학회 홈페이지에서 관련 검사 항목에 들어가면 사구체여과율 계산기로 GFR 수치를 확인해 볼 수 있다 —옮긴이 주]. GFR이 45가 넘으면 신장질환이 의심되기 때문에 반드시 병원에 가야 합니다.

> 방문할 과 ❯ **신장내과**

⑥ AST(GOT)·ALT(GPT)·ɣ-GTP

AST·ALT: 간에 이상이 생겨서 간세포가 부서졌을 때 올라가는 효소들. 여러 원인이 있지만 지방간이 있는 사람은 대부분 수치가 높게 나옵니다. 수치가 30이 넘으면 지방간일 수 있으므로 복부초음파 검사를 추가로 받는 것이 좋습니다. 수치가 세 자리가 되면 상당히 높은 수치이므로 병원 진료를 받으시길 바랍니다.

ɣ-GTP(감마GTP)는 알코올과 관련성이 매우 높습니다. 술을 마시는 사람은 이 수치가 올라가기 쉬우니, 세 자릿수가 되면 주의해야 합니다.

> 방문할 과 ❯ **소화기내과**

⑦ 혈당치·당화혈색소(HbA1c)

본문에서도 설명했지만 당화혈색소(HbA1c)는 1~2개월 혈당치의 평균값입니다.

공복혈당이 '126', HbA1c가 '6.5'를 넘으면 당뇨병이 의심되므로 병원에 갑시다. 이 수치는 당뇨병을 진단할 때 기준으로 삼는 수치입니다.

또, 기준치를 넘지 않아도 '당뇨병 예비군'이라고 할 수 있는 5.7~6.4인 분들은 기본적으로 약을 복용하지는 않지만, 당뇨병뿐만이 아니라 심근경색과 뇌경색 위험이 올라간다는 자료가 있습니다. 그러므로 당뇨병 예비군은 '간신히 세이프'라고 생각하시지 말고 '아슬아슬하게 아웃'됐다고 생각해야 합니다.

열심히 노력해서 HbA1c를 5.6 이하로 낮추면 좋겠지요.

> 방문할 과 ➤ **내분비내과, 당뇨 클리닉**

⑧ 헤모글로빈(Hb) 수치

빈혈인지 아닌지 알아보려면 혈액 검사에서 헤모글로빈(Hb) 수치를 확인합시다. 세계보건기구(WHO)에 따르면, Hb 수치가 남성은 13, 여성은 12, 임산부나 노인은 11 아래로 내려가면 빈혈입니다(65쪽 참조). Hb 수치가 한 자릿수면 병원에 갑시다.

> 방문할 과 ➤ **일반 내과, 소화기내과, 여성은 산부인과도 OK.**

병명별/증상별 용어

맺음말

어떠셨나요?

마지막 장에서는 궁금 씨에게 자신을 대입해서 읽으시다가 외면하고 싶은 내용이 있었을지도 모르겠네요. 하지만 괜찮습니다. 예방의학의 지향점은 '진인사대천명盡人事待天命'의 상태를 만드는 것이기 때문입니다.

이는 '완벽하게 균형 잡힌 식사, 수면, 운동 습관을 갖춰서 의학적으로 백 점 만점의 생활을 해야 한다'는 이야기가 아닙니다.

'여러 생활 습관의 장단점을 알고, 자신의 의지로 선택한' 상태가 이상적인 것입니다. 가령, 완벽한 삶을 산다고 해도 병에 걸릴 가능성이 완전히 제로가 되는 것은 아닙니다. 좋아하는 것을 참으면서까지 살고 싶지 않다는 의견도 많겠지요.

사실, 건강에 대해 이런저런 조언을 하는 의사들이라고 해도 건강한 생활을 하고 있는 사람의 비율이 체감상 높지는 않지요(야근이 많다는 직업 특성도 한 원인입니다만).

그래도 인생의 반환점을 돌며 누구나 한 번쯤은 차분히 자신의 몸을 돌아볼 필요가 있지 않을까요?

건강검진 결과는 어땠습니까?

결과를 외면하지는 않았나요?

지금 살아온 방식대로 계속 살아간다면, 노후에 어떤 미래가 기다릴지 상상이 되십니까? 훗날 당신의 가족이나 친구는 당신을 어떻게 생각할까요?

'지금을 즐기며 산다'는 것은 멋진 일입니다. 하지만 반환점을 지나면 지금뿐 아니라 노후의 일, 앞으로 10년이나 20년 뒤의 미래를 생각해 보는 게 좋을 것입니다.

건강검진 결과를 계속 외면하던 끝에, 중병에 걸려 병원 침대에 누워서야 드디어 자신의 몸 상태를 직면하게 된 사람도 있습니다. 그게 반드시 틀린 것만은 아니겠지요. 인생의 선택에 정답과 오답은 없으니까요. 다만 당신이 지금과 같은 생활을 계속하며 그래도 좋다는 각오가 없다면, 언젠가 후회하게 될 것입니다.

'예방의학' 이야기를 할 때는 아무래도 위협이나 불안을 부채질하는 표현에 가까워지기 쉽습니다. 하지만 그렇다 하더라도 알아두셔야 합니다.

지금 어떤 행동을 하면 어떤 질병의 위험이 커지는지, 그 병에 걸리면 어떤 생활을 하게 되는지, 누구나 두렵습니다. 그래도 누구에게나 일어날 수 있는 일입니다. 적어도 의사들은 알고 있지요. 그 괴로움, 쓰라림을 말입니다.

그렇기 때문에 그 괴로움을 가능한 한 현실감 있게 공유하고자 이 책을 썼습니다. 그런 의도로, 제1장에서 삽화를 풍부하게 넣어 병에 걸린 뒤의 미래를 묘사했고요.

병이 생겼으니 모든 게 소용이 없고, 병에 걸렸으니 인생 끝이라는 이야기가 아닙니다. 결코 그렇지 않기 때문에 비관적인 표현이 들어가지 않도록 세심한 주의를 기울였습니다.

지금 무탈하게 살고 있는 사람에게도 영향을 미치는 메시지가 되기를 바랍니다.

조금씩, 하지만 확실히, 주위 사람이나 또래 연예인의 질병 소식이 들려옵니다. 중장년은 그런 시기입니다. 우리는 언젠가 '병에 걸릴 수 있다'는 걸 알고, 그런 인식을 바탕으로 '현재'를 살아가고 있지요.

이 책이 그런 분들에게 전해져 조금이라도 인생을 돌아보는 계기가 된다면 더없이 기쁠 것입니다.

모리 유마 森 勇磨

참고 문헌

제 2 장

(1) 正田純一. 胆石の種類と成因. 胆道 2013; 27: 672-679.

(2) Jonkers IJ, Smelt AH, Ledeboer M, et al. Gall bladder dysmotility: a risk factor for gall stone formation in hypertriglyceridaemia and reversal on triglyceride lowering therapy by bezafibrate and fish oil. Gut 2003;52: 109-115.

(3) Tsai CJ, Leitzmann MF, Hu FB, et al. A prospective cohort study of nut consumption and the risk of gallstone disease in men. Am J Epidemiol 2004; 160: 961-968.

(4) J Uribarri, et al. The first kidney stone. Ann Intern Med. 1989 Dec 15; 111(12): 1006-9.

(5) G C Curhan, et al. Comparison of dietary calcium with supplemental calcium and other nutrients as factors affecting the risk for kidney stones in women. AnnIntern Med. 1997 Apr 1; 126(7): 497-504.

(6) 厚生労働省 国民健康・栄養調査 2019 年版.

(7) Borghi L, Meschi T, Amato F, et al. Urinary volume, water and recurrences in idiopathic calcium nephrolithiasis:a 5-year randomized prospective study. JUrol.1996; 155: 839-43.

(8) Gill Livingston, et al. Dementia prevention,intervention, and care: 2020 report of the Lancet Commission. Lancet. 2020 Aug 8; 396(10248): 413-446.

(9) 厚生労働省 簡易生命表 2019 年版.

(10) DeAnn J Liska, et al. Trans fatty acids and cholesterol levels: An evidence map of the available science. Food Chem Toxicol. 2016 Dec; 98(Pt B): 269-281.

(11) Yongjian Zhu, et al. Dietary total fat, fatty acids intake, and risk of cardiovascular disease: a dose-response meta-analysis of cohort studies. Lipids Health Dis. 2019 Apr 6; 18(1): 91.

(12) Takanori Honda, et al. Serum elaidic acid concentration and risk of dementia: The Hisayama Study. Neurology. 2019 Nov 26;93(22): e2053-e2064.

(13) L J Findley, M Fabrizio, et.al. Severity of sleep apnea and automobile crashes. N Engl J Med. 1989 Mar 30; 320(13): 868-9.

(14) P E Peppard, et al. Prospective study of the association between sleep-disordered breathing and hypertension. N Engl J Med. 2000 May 11; 342(19): 1378-84.

(15) Albert Lecube, et al. Effect of glycemic control on nocturnal arterial oxygen saturation: a case–control study in type 2 diabetic patients. J Diabetes. 2015 Jan; 7(1): 133–8.

(16) Rashid Nadeem, et al. Effect of obstructive sleep apnea hypopnea syndrome on lipid profile: a meta–regression analysis.J Clin Sleep Med. 2014 May 15; 10(5): 475–89.

(17) Shria Kumar, et al. Risk Factors and Incidence of Gastric Cancer After Detection of Helicobacter pylori Infection: A Large Cohort Study. Gastroenterology. 2020 Feb; 158(3): 527–536.e7.

(18) S Tsugane, et al. Salt and salted food intake and subsequent risk of gastric cancer among middle–aged Japanese men and women. Br J Cancer. 2004 Jan 12; 90(1): 128–34.

(19) Eur J Epidemiol. 2020 May; 35(5): 411–429.doi: 10.1007/s10654–020–00607–6. Epub 2020 Feb 19(https://pubmed.ncbi.nlm.nih.gov/32076944/).

(20) Kitamura A, Seino S, Abe T, Nofuji Y, Yokoyama Y, Amano H, Nishi M, Taniguchi Y, Narita M, Fujiwara Y, Shinkai S. Sarcopenia: prevalence, associated factors, and the risk of mortality and disability in Japanese older adults. J Cachexia Sarcopenia Muscle. 2020 Nov 25.

(21) Anna Maria Martone, et al. The incidence of sarcopenia among hospitalized older patients: results from the Glisten study. J Cachexia Sarcopenia Muscle. 2017 Dec; 8(6): 907–914.

(22) Stephen P Juraschek, et al. Effects of Diet and Sodium Reduction on Cardiac Injury, Strain, and Inflammation: The DASH–Sodium Trial. J Am Coll Cardiol. 2021 Jun 1; 77(21): 2625–2634.

(23) Sanda MG, Beaty TH, Stutzman RE, Childs B, Walsh PC. Genetic susceptibility of benign prostatic hyperplasia. J Urol 1994; 152: 115–119.

(24) Norie Sawada, et al. Soy and isoflavone consumption and subsequent risk of prostate cancer mortality: the Japan Public Health Center–based Prospective Study. Int J Epidemiol. 2020 Oct 1; 49(5): 1553–1561.

(25) Michael L LeFevre, et al. Screening for asymptomatic carotid artery stenosis: U. S. Preventive Services Task Force recommendation statement. Ann Intern Med. 2014 Sep 2; 161(5): 356–62.

(26) Rothwell PM, Giles MF, Chandratheva A, Marquardt L, Geraghty O, Redgrave JN, et al. Effect of urgent treatment of transient ischaemic attack and minor stroke on early recurrent stroke(EXPRESS study): a prospective population–based sequential comparison. Lancet 2007 ; 370: 1432–1442.

(27) Alexandre R Zlotta, et al. Prevalence of prostate cancer on autopsy: crosssectional study on unscreened Caucasian and Asian men. J Natl Cancer Inst. 2013 Jul 17; 105(14): 1050–8.

(28) Jonas Hugosson, et al. A 16-yr Follow-up of the European Randomized study of Screening for Prostate Cancer. Eur Urol. 2019 Jul; 76(1): 43-51.

(29) Paul F Pinsky, et al. Extended follow-up for prostate cancer incidence and mortality among participants in the Prostate, Lung, Colorectal and Ovarian randomized cancer screening trial. BJU Int. 2019 May; 123(5): 854-860.

(30) US Preventive Services Task Force. Screening for Prostate Cancer: US Preventive Services Task Force Recommendation Statement. JAMA. 2018 May 8; 319(18): 1901-1913.

(31) Nicola Dalbeth, et al. Gout. Lancet. 2016 Oct 22; 388(10055): 2039-2052.

(32) Nicola Dalbeth, et al. Gout. Lancet. 2016 Oct 22; 388(10055): 2039-2052.

(33) Leske MC, Chylack LT Jr, He Q, Wu SY, Schoenfeld E, Friend J, Wolfe J: Risk factors for nuclear opalescence in a longitudinal study. LSC Group. Longitudinal Study of Cataract. Am J Epidemiol 147 (1): 36-41, 1998.

(34) Robertson JM, Donner AP, Trevithick JR: Vitamin E intake and risk of cataracts in humans. Ann N Y Acad Sci 570: 372-382, 1989/ Robertson JM, Donner AP, Trevithick JR: A possible role for vitamins C and E in cataract prevention. Am J Clin Nutr 53 (1 Suppl) 346S-351S, 1991.

(35) Allen T C Lee, et al. Higher Dementia Incidence in Older Adults with Poor Visual Acuity. J Gerontol A Biol Sci Med Sci. 2020 Oct 15; 75(11): 2162-2168.

(36) Monitoring of Cancer Incidence in Japan - Survival 2009-2011 Report (Center for Cancer Control and Information Services, National Cancer Center, 2020)/ Tomohiro Matsuda, et al. Population-based survival of cancer patients diagnosed between 1993 and 1999 in Japan: a chronological and international comparative study. Japanese Journal of Clinical Oncology 2011; 41: 40-51.

(37) Qiwen Ben, et al. Diabetes mellitus and risk of pancreatic cancer: A meta-analysis of cohort studies. Eur J Cancer. 2011 Sep; 47(13): 1928-37.

제 3 장

(38) Ann G Zauber, et al. Evaluating test strategies for colorectal cancer screening: a decision analysis for the U. S. Preventive Services Task Force. Ann Intern Med. 2008 Nov 4; 149(9): 659-69.

(39) Andrew Sommerlad, et al. Association of social contact with dementia and cognition: 28-year follow-up of the Whitehall II cohort study. PLoS Med. 2019 Aug2; 16(8): e1002862.

(40) T Asada, et al. Associations between retrospectively recalled napping behavior and later development of Alzheimer's disease: association with APOE genotypes. Sleep.

2000 Aug 1; 23(5): 629–34.

(41) SPRINT Research Group. A Randomized Trial of Intensive versus Standard BloodPressure Control. N Engl J Med 2015; 373: 2103–2116.

(42) Kitamura A, Seino S, Abe T, Nofuji Y, Yokoyama Y, Amano H, Nishi M, Taniguchi Y,Narita M, Fujiwara Y, Shinkai S. Sarcopenia: prevalence, associated factors, and the risk of mortality and disability in Japanese older adults. J Cachexia Sarcopenia Muscle. 2020 Nov 25.

(43) 久野譜也, 他. 高齢者の筋特性と筋力トレーニング. 体力科学2003; 52：17–30,20–21,28.

(44) 厚生労働省 国民健康・栄養調査 2019 年版.

(45) Ekelund U, et al. Does physical activity attenuate,or even eliminate, the detrimental association of sitting time with mortality? A harmonised metaanalysis of data from more than 1 million men and women.Lancet 388: 1302–1310, 2016.

(46) Morris JN, et al. Coronary heart–disease and physical activety of work. Lancet. 262: 1053–1057, 1953.

(47) Ekelund U, et al.Does physical activity attenuate,or even eliminate,the detrimental association of sitting time with mortality? A harmonised metaanalysis of data from more than 1 million men and women.Lancet 388: 1302–1310, 2016.

(48) Hagger–Johnson G, et al. Sitting Time, Fidgeting, and All–Cause Mortality in the UK Women's Cohort Study. Am J Prev Med. 2016; 50: 154–60.

(49) Cécilia Samieri, et al. The association between dietary patterns at midlife and health in aging: an observational study. Ann Intern Med. 2013 Nov 5; 159(9): 584–91.

(50) Akiko Tamakoshi, et al. Self–reported sleep duration as a predictor of allcausemortality: results from the JACC study, Japan. Sleep. 2004 Feb 1; 27(1): 51–4./ Thomas Svensson, et al. The Association Between Habitual Sleep Duration and Mortality According to Sex and Age: The Japan Public Health Center–based Prospective Study. J Epidemiol. 2021 Feb 5; 31(2): 109–118.

(51) I–Min Lee, et al. Association of Step Volume and Intensity With All–Cause Mortality in Older Women. JAMA Intern Med. 2019 Aug 1; 179(8): 1105–1112.

(52) Wen CP, et al. Minimum amount of physical activity for reduced mortality and extended life expectancy: a prospective cohort study. Lancet 2011 Oct. 1; 378(9798): 1244–53.

저자 모리 유마 森 勇磨

도카이 고교, 고베대학교 의학부 의학과 졸업.

연수 후 후지타의과대학병원 구급종합내과에서 '병세가 악화돼 후회하며 괴로워하는 수많은 환자와 가족들'을 접하며, 올바른 의료 정보를 사회에 알려야 할 필요성을 통감한다. 2020년 2월부터는 유튜브(일본어) '예방의학 채널'을 시작해 78만 명을 돌파했다. 상장기업인 주식회사 리코의 전속 산업의로서 예방의학을 실천하다가 독립, Preventive Room 주식회사를 설립했다. 유튜브 채널 운영과 저술 활동뿐 아니라 온라인 진료 클리닉인 '우치카라 클리닉'를 운영하며 직원들의 건강을 돌보고, 법인 대상 복리후생 온라인 진료 서비스, 건강 경영 컨설팅 등을 통해 예방의학을 널리 보급하고 있다. 저서로는 《40세부터의 예방의학》 등이 있다.

역자 김동희

중앙대학교 법학과 졸업. 사회복지법인 효은복지원 산하 효은노인요양원 원장.

기자와 편집자로 일하다가 경남 통영에서 치매가 있는 분을 모시는 장기요양시설을 운영하고 있다. 역서로는 《비로소 이해되는 치매의 세계》 《오늘도, 처음 뵙겠습니다》 《오늘도, 처음 뵙겠습니다 2》 등이 있다.

예방
의학

1판 1쇄 발행 2024년 7월 19일

저　　자 | 모리 유마
역　　자 | 김동희
발 행 인 | 김길수
발 행 처 | (주)영진닷컴
주　　소 | (우)08507 서울특별시 금천구 가산디지털 1로 128
　　　　　STX-V 타워 4층 영진닷컴
등　　록 | 2007. 4. 27. 제 16-4189호

©2024. (주)영진닷컴

ISBN | 978-89-314-7566-1

YoungJin.com **Y.**
영진닷컴